好きになる免疫学 第2版

「私」が「私」であるしくみ

山本一彦 監修
Kazuhiko Yamamoto

萩原清文 著
Kiyofumi Hagiwara

講談社サイエンティフィク

謹告　本書は、初学者を対象にした免疫学の入門書であり、その基本的な考え方や概要を伝えることを目的としたものです。医学的記載内容については、発行時点における最新の情報に基づき、正確を期すように、著者、監修者、出版社は最善の努力をしておりますが、医学、医療の急速な進歩により、記載された内容が正確かつ完全ではなくなる場合もあります。特に臨床の場面における診断や医薬品の使用にあたっては、最新の診療ガイドラインや医薬品添付文書等で確認され、細心の注意を払われますようお願いいたします。

まえがき

　萩原清文さんと私には共通の恩師がいる。初版『好きになる免疫学』の監修者の故多田富雄先生です。ずっと以前、雑誌の編集会議の帰り、多田先生と同じ車に乗り合わせた。「君の教室に萩原君が入ったそうだね。」「頭が良い人間は時々いるけれど、彼はそれだけじゃない。」多田先生はそれ以上はおっしゃらなかった。

　萩原さんは、大学院生のころ、私が主催した論文の抄読会にまめに参加してくれた。免疫学の難解な論文で、皆がどう理解するか悩んでいると、萩原さんはプリントの裏紙にすらすらとマンガを描いて、「これがこうなると書いてあるようです。」と示してくれた。皆がストンと腑に落ちた。また病棟回診で、首が痛く手の親指がしびれる患者さんを診た時、「頚椎に病変があるとすれば何番目か」と質問しても、当時の学生は首をかしげていることが多かった。廊下に出た後、指導医の萩原さんは、親指と人差し指でOK型の輪を作り、「これですね。」と示してくれた。学生がさらにきょとんとしていると、「親指で作れる文字は6ですよ。第6頚髄神経ですね。」

　もうお分かりであろう。萩原さんは、全体の理解力が抜群なだけでなく、それを分かりやすくマンガ化すること、さらに皆が覚えられるように工夫をすることにかけては超天才である。そして、多田先生の期待を裏切って臨床の教室に入り、また私の切ない想いも裏切って、大学での研究ではなく第一線での臨床免疫学の実践の道を選んだ。決断の人でもある。

　本書の内容を紹介する必要はないでしょう。簡単ではない免疫学をいかに理解してもらうかにとことんこだわり、「楽屋裏」「談話室」「単語帳」「記憶術」などで言葉の起源や裏話、息抜きをそっと教えてくれ、それだけでなく数学と文学と音楽の香りあふれる萩原免疫劇場。ぜひ堪能してください。

2019年3月

監修者　山本一彦

（初版）まえがき

　萩原清文君は東大の学生のとき、私の講義によく出ていた。真面目な学生で注目していた。熱心にノートをとり、分からないところは質問に来た。私がびっくりしたのは、彼のノートだった。免疫の仕組みが、マンガで図解してある。複雑な仕組みもこうして理解しようと彼は頑張っていたのだ。なかには悪戦苦闘のあとがありありとみえるものもあった。なるほど、近ごろの若者はこうやって勉強するのかと、初めて知った。

　その萩原君も、いまでは青年医師としてアレルギーや膠原病の臨床に携わっている。いわば免疫学の応用の第一線である。萩原君は、持ち前の探究心を生かして、今まで学んだ免疫学がどのような形で病気に現れているかを研究しているのだ。

　この本は、免疫の仕組みを彼独特の語り口で解説している。難しいところは、お得意のマンガでわかりやすい図解を試みている。日進月歩の領域だが、しっかりとした基礎の上で分かりやすい入門書となっている。彼は、自分が理解するために苦心したところを、同じ悩みをもつ同僚に語りかけるように図説している。

　もう一つ特記したいのは、この本が単なる解説書をこえて、最終的には現代免疫学の思想の書となっていることである。免疫学は生物学として発展したばかりでなく、思想的にも大きなインパクトをもっている。「自己と非自己」、「寛容」などという概念が科学の言葉で語られる。萩原君は卑近な例をあげながらそれらを解説している。

　マンガと同じように、彼の比喩は面白く分かりやすい。生き生きとした記述に若い医師としての面目躍如たるものがある。一般の方にも免疫学の重要性がお分かりいただけるし、これから免疫学を学ぶ人には分かりやすい入門書になっている。この本を手がかりに、免疫のエキサイティングな世界にようこそといいたい。

2001 年 9 月

監修者　多田富雄

好きになる免疫学 第2版 contents 目次

第2版 まえがき　iii
初版 まえがき　v

序曲　免疫学――その誕生と謎　1
免疫学の誕生／「病は気から」ではなくて「病は液から」？／
「病原微生物」という"アイデア"の誕生／「二度なし現象」の再発見／
「ワクチン」の由来／はじめに"アイデア（概念）"があった／
"21世紀のペスト"は何か？／予想外の免疫応答／
そもそも「自分」とは何なのか？

第1部　病原体との合戦
自然免疫応答と適応免疫応答の二重奏

第1部への前奏曲　自然免疫応答と適応免疫応答　10

第1幕　免疫応答の基本骨格　細菌との戦い　15
scene 1.1　決戦前夜―上皮細胞と常在細菌によるバリアー　16
scene 1.2　いざ決戦！―マクロファージと樹状細胞の登場　18
scene 1.3　マクロファージが鳴らす警報
　　　　　―炎症性サイトカインとケモカイン　20
scene 1.4　走れ！　樹状細胞―適応免疫の発動　24
scene 1.5　エフェクターヘルパーT細胞の出馬　28
scene 1.6　適応免疫応答のもう1人の主役―B細胞　30

第2幕　免疫応答の導火線　パターン認識受容体　39

scene 2.1　病原体の2通りの"つかまえ方"　40
scene 2.2　3種類のパターン認識受容体　44
scene 2.3　警報機の3つの設置場所　46
scene 2.4　細胞の表面に設置された警報機　48
scene 2.5　細胞の内部に設置された警報機　50

第3幕　「私」が「私」でなくなる?!　ウイルスと戦う作戦　55

scene 3.1　「私」を証明するリボン—クラスⅠ MHC 分子　56
scene 3.2　「私」が「私」でなくなった！　58
scene 3.3　"特殊な樹状細胞"の登場—クロスプレゼンテーション　60
scene 3.4　"特殊な樹状細胞"がT細胞どうしの仲人となる　62
scene 3.5　ウイルス感染の場で　63

第2部　「自己」と「非自己」のからくり
B細胞とT細胞の秘密

第4幕　私の敵は数え切れない　遺伝子の切り貼りという離れわざ　69

scene 4.1　いきなりひと休み—寿司屋へ　70
scene 4.2　設計図を切り貼りしてアンテナを作る　72
scene 4.3　遺伝子とは何か？　74
scene 4.4　遺伝子はどこにあるのか　77
scene 4.5　遺伝子にまつわる見解の変遷　その1　78
scene 4.6　遺伝子にまつわる見解の変遷　その2　79

第5幕　ハシカに二度かかりにくいのはなぜ？　免疫は記憶する　81

scene 5.1　リンパ球のアンテナ分子の働き　82
scene 5.2　抗体が抗原をやっつける3つの方法　84
scene 5.3　一度戦った相手のことは忘れない—免疫学的記憶　88
scene 5.4　ワクチン接種とは何か？　91

第6幕　免疫はどうして自分を攻撃しないのか？ 前編
「私」を教育する恐怖の胸腺学校　93

scene 6.1　免疫担当細胞の生い立ち　94
scene 6.2　「私」を教育する恐怖の胸腺学校　95
scene 6.3　選りすぐられた細胞たちの卒業　98

第7幕　免疫はどうして自分を攻撃しないのか？ 後編
自分に「寛容」とは？　103

scene 7.1　自己免疫の嵐はどのようにして起こるか？　104
scene 7.2　自己免疫の嵐を防ぐ4つの作戦　106
scene 7.3　免疫学的寛容とは何か？　113
scene 7.4　「自己」に対する免疫学的寛容（自己寛容）のまとめ　114
scene 7.5　自分でないものにあえて寛容とは？　116

第8幕　母と子の免疫学　抗体が細胞の中を横切る物語　123

scene 8.1　抗体のパーツの名前とクラス分け　124
scene 8.2　細胞の中を横切るトランスサイトーシス　126
scene 8.3　母乳が出るしくみ　128
scene 8.4　細胞の中を横切るIgA　129
scene 8.5　IgGを運ぶ慈愛の分子FcRn　132
scene 8.6　血管内皮細胞のFcRnも"慈愛"に満ちあふれている　134

第3部　臨床免疫学序説
さまざまな疾患と免疫とのかかわり

第3部への前奏曲　臨床免疫の地図帳　144

第9幕　適応免疫応答の過剰　まだ謎の多いアレルギーの話　147

scene 9.1　ちょっと図書館で調べもの—「過敏反応」と「アレルギー」　148
scene 9.2　IgEがI型過敏反応の引き金　150
scene 9.3　マスト細胞から化学伝達物質がばらまかれると…　152

scene 9.4　遅れて参上！—2型ヘルパーT細胞　156
scene 9.5　ヘルパーT細胞の兄弟姉妹と得意技　157
scene 9.6　I型過敏反応の他の例　160
scene 9.7　IgEクラスの抗体が関与しない過敏反応　161

第10幕　自然免疫応答の過剰　おこったら怖いマクロファージ　171

scene 10.1　炎症性サイトカインの過剰作用　172
scene 10.2　パターン認識受容体再論—細胞の傷害の認識　176
scene 10.3　合体戦隊！　インフラマソーム！　178
scene 10.4　ひとりでに炎症を起こす「自己炎症性疾患」　182

第11幕　自然免疫応答と適応免疫応答の過剰
　　　　　さまざまな側面をもつ関節リウマチ　191

scene 11.1　いきなりクイズコーナーへ　192
scene 11.2　リウマチで働き過ぎる役者たち　193
scene 11.3　関節リウマチはどこで起こる？　194
scene 11.4　関節リウマチの4つの側面　196
scene 11.5　自己免疫疾患としての側面とその治療　198
scene 11.6　さまざまなエフェクターヘルパーT細胞　200
scene 11.7　慢性炎症としての側面とその治療　204
scene 11.8　アポトーシスの異常としての側面　206
scene 11.9　関節を破壊する疾患としての側面　208
scene 11.10　より洗練された治療に向けて　209
scene 番外編　破骨細胞物語　211

第12幕　腫瘍免疫の話　逆手(さかて)に取られた免疫学的寛容　215

scene 12.1　がん細胞とは何か？　216
scene 12.2　がん細胞の特徴をとらえる5つの視点　217
scene 12.3　がん細胞に対する適応免疫応答—免疫監視　221
scene 12.4　免疫監視からの逃亡—逆手に取られた免疫学的寛容　224
scene 12.5　免疫チェックポイントの阻害—期待されはじめた免疫療法　226

第13幕　エイズの話　根底から破壊される免疫応答　231

scene 13.1　ヒト免疫不全ウイルスは免疫応答の司令官を破壊する　232
scene 13.2　司令官を失い、路頭に迷う実働部隊たち　234
scene 13.3　なぜワクチンはエイズに対して効かないのか？　236
scene 13.4　抗レトロウイルス療法　237

間奏曲　「真理という大海原」——ニュートンの言葉より　243

第14幕　フィナーレ　生命の技法　免疫担当細胞たちの生い立ちの秘密　245

scene 14.1　主題と変奏　246
scene 14.2　試行錯誤の極み—親和性の成熟　248
scene 14.3　とてつもない無駄—"開花"と"刈り込み"　250
scene 14.4　性格や人格は遺伝子で決まるのか？　252
scene 14.5　脳と胸腺との驚くべき類似　253

後奏曲　免疫学はどこに向かうのか　255

謝辞　257／参考文献　257／索引　258

◆楽屋裏……………免疫を担当する細胞たちの紹介　34／秘伝：パターン認識受容体の記憶術　52／胸腺学校の先生による課外講義「アポトーシス」　100／T細胞のネーミングよもやま話　レギュラトリーT細胞　120／Th17姉さんのセクシー（？）な数学講義　158／自己炎症性疾患の「自己」とは？　188／実働部隊たちの密談　203

◆談話室……………リンパ球とは何者ですか？　25／抗原提示の2つの意味　37／病原体の認識—その解明の100年史　43／背に腹がかえられた?!という話　53／T細胞やマクロファージが自律神経から指令を受ける？　68／FcRnの慈愛が臨床の現場でも生かされている　139／マスト細胞の「マスト」とは？　153／胃潰瘍とヒスタミン　153／体液性免疫のユーモアあふれる話　240

◆単語帳のコーナー…サイトカイン　38／クロスプレゼンテーション　66／遅延型過敏反応と遅発相反応　166／免疫監視と免疫チェックポイント　228／原発性免疫不全症　238

ブックデザイン——安田あたる
カバーイラスト——角口美絵

序曲
免疫学——その誕生と謎

免疫学の誕生

　たとえば、このようなことを疑問に思ったことはありませんか？
・ハシカには二度かかりにくいのに、インフルエンザには何度もかかってしまうのはなぜ？
・インフルエンザのワクチンを注射すると、インフルエンザを予防できるのはなぜ？
・そもそも、カゼやハシカはどのようなしくみで治るの？

　免疫学はとても難解で嫌われがちですが、今あげたような素朴な疑問に答えようとするところから免疫学は誕生しました。すなわち、"疫"による苦痛から"免"れるしくみを解き明かし、これを人々の健康に役立てようとしたのが免疫学の始まりです。

　"疫"とは"疫病"、つまり伝染病のことです。ある伝染病から回復した人は、その病気に再びかかっても命を落とすまでにはならないことが遠く紀元前から知られていました。

　14世紀にはヨーロッパの人口の3分の1を奪ったというペストの大流行のときにも、患者の世話をしたり死体の処理をした修道僧のなかには、ペストにかかっても症状が軽くすんで、その後二度とペストにかからなかった人たちがいて、「神の恩寵をさずかった人たち」とあがめられました。

　ちなみに"免疫"を英語では"immunity"といいますが、その語源は経済学用語"im-munitas（免税、免役）"です。やがて"immunity"という言葉は、いやなこと一般、特に伝染病から免れるという意味をもつようになりました。

　しかしながら、疫病が、なにか目には見えない「微生物」によって起こると考えられるようになったのは、意外に思われるかもしれませんが、西欧では17世紀になってからのことでした。

「病は気から」ではなくて「病は液から」？

　紀元前から17世紀に至るまで、西欧では「人間は血液、黄胆汁、黒胆汁、粘液という4つの体液からできており、これらの体液のバランスが崩れることで病気になる」と考えられていました。これを「体液病理学説」といいます。

　そして病気になった人には、これらの体液のバランスを整えるべく血液を抜くという方法がとられていました。いわゆる「瀉血療法」です。今となっては信じられないことですが、たとえば結核で血をたくさん吐いている人に対して、血液をさらに抜くなどという治療が19世紀までの最も重要な治療法で、なんとそれは1940年頃まで行われていました。

「病原微生物」という"アイデア"の誕生

　このように瀉血療法はつい最近まで西欧において根強く残っていた一方で、17世紀には、この体液病理学説とは違う考え方が芽生えてきました。それは、なにか目には見えない小さな生きもの、すなわち「微生物」こそが疫病の原因なのではないかという"アイデア"ないし"概念"です。

　ちょうど同じころ、偶然か必然か、タイミングよく顕微鏡が誕生しました。そして、長く人類を苦しめてきた病原微生物を突き止めるべく、顕微鏡の倍率が日々改善されていきました。

　しかし残念ながら、「これこそが！」という病原微生物が発見されるには200年以上の月日がかかりました。

　やがて19世紀、結核とコレラという新たな疫病が西欧に襲いかかりました。それはあたかも14世紀の西欧をペストが襲ったときのような悪夢の再到来でした。

　このような時代を背景として19世紀末

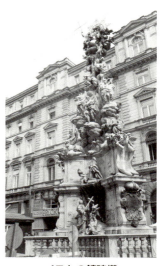
ペストの鎮魂塔
（ウィーンのグラーベン通り）

になると、ドイツにロベルト・コッホ（1843〜1910年）が登場し、ついに結核菌とコレラ菌が発見されました（1882〜1883年）。そして、この発見が火種となって次から次へと病原微生物が明らかになりました。

　北里柴三郎による破傷風菌の発見（1889年）やペスト菌の発見（1894年）、そして志賀潔による赤痢菌の発見（1898年）という、わが国の先達たちによる輝かしい業績の裏には、こうした歴史的な背景があったのです。「病原微生物」という"アイデア"が生まれてから、その"実体"が解明されるまでの年月の重みをみなさんはどのように感じるでしょうか。

「二度なし現象」の再発見

　コッホをトップバッターとして、多くの研究者たちによって次から次へと病原微生物が明らかにされていった19世紀末、フランスにルイ・パスツール（1822〜1895年）が登場しました。

　伝染病から回復した人は、その病気に再びかかっても致命的にはならないという現象は、すでに紀元前の歴史家トゥキュディデス（紀元前460年頃〜紀元前395年）によって記載されています。その鋭い観察を「二度なし現象」として再発見したパスツールは、まずニワトリに、コレラを起こす病原微生物を無毒化して注射してみました。すると、そのニワトリはコレラにかかりにくくなりました。また、狂犬病の病原成分を無毒化したものを狂犬病の犬に噛まれた人に注射したところ、狂犬病の発病を予防することができました（1885年）。

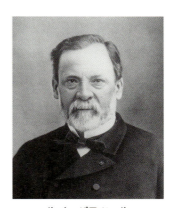

ルイ・パスツール
（1822〜1895）

　パスツールは、ある人物に敬意を表して、この予防法に「ワクチン接種」という名前をつけました。その人物とは誰でしょうか。

「ワクチン」の由来

　話は再び17世紀に戻ります。14世紀の西欧をペストが襲いかかったよ

うに、17世紀から18世紀にかけて"新たなるペスト"が西欧で猛威を振るいました。それは天然痘という伝染病です。

私たちは「ペスト」や「天然痘」という言葉を聞いてもピンときませんが、ペストは1348年にヨーロッパの人口の3分の1を奪った伝染病です。また天然痘は、1632年にピサロというスペインの王がインカ帝国を滅ぼす道具として使った伝染病と伝えられています。これらの話だけで、ペストや天然痘がどれほどたくさんの人々の命を奪った伝染病であったかが、うかがわれることでしょう。

しかしながら、14世紀において、ペストにかかっても症状が比較的軽く済んで、その後なぜか二度とペストにかからなかった人たちがいたように、18世紀においても天然痘の苦しみから、なぜか免れていた人たちがいました。それは、「牛痘」という牛の伝染病にかかった乳搾り(しぼ)の女性たちです。

「天然痘も牛痘も似たようなものだ。牛痘にかかった牛と身近に接していた乳搾りの女性たちは、軽い天然痘のようなものをすでに経験済みで、だからヒトの天然痘にかからないのだろう」——そのように考えた鋭い男がいました。やがて男は、牛痘にかかった乳搾りの女性の腕の膿(うみ)をある子どもに注射するという、一見ものすごく不潔で大胆なことを行いました。その注射でその子どもに「もしも」のことが起これば男は罪を問われこそすれ、歴史に名を残すことはなかったでしょう。しかし、その子にとっても男にとってもとても幸運なことに、その子は天然痘から免れることができました。

男の名前はエドワード・ジェンナー(1749～1823年)、そして「その子ども」はジェンナーの実の子どもとも孤児とも伝えられていますが、いずれにしても「その子」のからだに悪いことが起こらなかったのは本当に良かったことです。しかも天然痘の予防に成功したわけですから幸運中の幸運でした。これが歴史的に名高い「ジェンナーの種痘」です(1798年)。

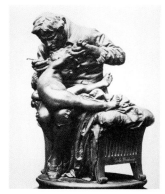

ジェンナーの種痘

このころ、18世紀末では天然痘の病原微生物はまだ明らかではありませんでした。しかしこのときすでに「二度なし現象」を利用した伝染病の予防法が発明されたことになります。やがてさまざまな病原微生物が発見された19世紀末、これらの病原微生物を弱毒化し、注射して伝染病を予防するという方法がパスツールによって開発されました。

「織田がつき、羽柴がこねし天下餅」といういい方のまねをすれば、「ジェンナーがついて、パスツールがこねた伝染病の予防法」と表現することができます。パスツールはジェンナーに敬意を表して、この予防法に雌牛（Vacca）に由来するワクチン（Vaccine）接種という名をつけました。「ワクチン」という言葉の由来は、ジェンナーが目をつけた"牛"だったのです。

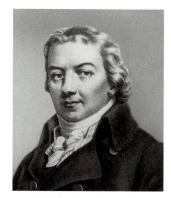

エドワード・ジェンナー
（1749～1823）

はじめに"アイデア（概念）"があった

17世紀になって「疫病はなにか見えない生きものが原因で起こるのではないか」という"アイデア（概念）"が生まれ、やがて19世紀末に病原微生物という"実体"が明らかになったという話をしました。または、天然痘の原因となる微生物の実体が明らかではなかった18世紀末において、「ヒトの天然痘に似ているが、症状の軽い牛痘を経験させることによって天然痘を予防できるだろう」というアイデアが生まれ、やがて無毒化した病原微生物という実体を使う予防法、すなわちワクチン接種が開発されました。

今や日常用語として定着しているといってよい「遺伝子」も、19世紀半ばに「遺伝する因子（エレメント）という何ものかがあるに違いない」という"アイデア"として誕生し、やがて20世紀半ばにDNAという"実体"として明らかにされました。

このように、これまでにない新しいアイデア（概念）を作り、それを実

体として明らかにしていくことによって科学は発展してきたといっても過言ではないでしょう。

　ところで、ある重要な"アイデア（概念）"が生まれてから、それが実体として突き止められるまでには、とても長い年月がかかるのが常でした。しかしながら、ある概念が提示されてから極めて短時間の間に、その概念を提示した同一人物によって実体が突き止められるという稀有な例が20世紀末のうちにありました。チャールズ・ジェーンウェイ（1943〜2003年）によって提示され、突き止められた「パターン認識受容体」という概念と実体です。そのことについては第2幕でお話ししたいと思います。

"21世紀のペスト"は何か？

　18世紀末にジェンナーがついて、19世紀末にパスツールがこねた"ワクチン餅"――これを"座って食べる"ことができるのは誰でしょうか。2人のおかげで、私たちは幸いにも天然痘という病気を知りません。それは、ジェンナーが天然痘を予防する方法を発見し、この方法をパスツールがワクチン接種という洗練された形で発展させてくれたおかげで、天然痘が根絶されたからです。そして、1980年5月8日にWHOによって発表された全世界天然痘根絶宣言は、「ワクチンという武器を手にした人類の勝利」とさえ謳われました。

　しかし、本当に人類は勝利を収めたのでしょうか。歴史を振り返ってみると、人類はいつの時代も病気と向き合っていたことに気づきます。たとえば、西欧では14世紀にはペストが、17世紀から18世紀にかけては天然痘が、19世紀にはコレラと結核が猛威を振るってきました。そして20世紀末にはエイズという"新たなるペスト"が登場しました。

　私たちはいまだにエイズの病原微生物、すなわちヒト免疫不全ウイルス（通称「エイズウイルス」）に対するワクチンを作ることに成功していません。それはエイズウイルスが、めまぐるしく衣を変えるかのように表面の分子の形を変えていくので、これを攻撃しようとする私たちの免疫担当細胞たちが追いつけないからです。そして、そうこうしているうちに、免疫のしくみそのものがエイズウイルスによって破壊されてしまいます。

　免疫のしくみの根本を揺さぶる新たな病原微生物の到来。エイズの症例

がはじめて報告されたのが、全世界天然痘根絶宣言の翌年の1981年であったのは、単なる偶然でしょうか。いつかきっと人類はエイズを根本的に治療する方法を見つけることでしょう。しかし、それを「人類の勝利」などと謳っているころには、また"新たなるペスト"が出現しないとも限りません。そして、もし"新たなるペスト"が到来したとしたら、私たちはどのようにしたらよいのでしょうか。もちろんすぐに答えることはできませんが、私の高校時代の恩師の言葉を紹介したいと思います。

「自然が次に人類に直面させるであろう病気は誰も知らない。しかしそれがわれわれに立ち向かってきたとき、過去の病気と医学の歴史から学ぶべきことは多くあるはずである。そのことが、今から真剣に考慮されてよい。ただそれが大きな心の病、癒しがたい心の病でないことを祈るばかりである。」（福田眞人、1987年）

予想外の免疫応答─「自分」を攻撃したり「自分でないもの」を許したり─

　疫病、すなわち伝染病から身を守るしくみを解き明かそうとする強い動機から誕生した免疫学ですが、時が経つにつれて事は単純ではないことがわかってきました。

　免疫というしくみは、ただ単に「自分を攻撃せず、自分でないものだけを攻撃する」という単純なしくみではないことがわかってきたのです。すなわち、免疫を担当する細胞たちは、「自分」を攻撃してしまうこともあれば（自己免疫）、逆に「自分でないもの」を"あえて"攻撃しないこともあります（非自己への寛容）。免疫を担当する細胞たちが「自分でないもの」を"あえて"攻撃しないしくみがあるからこそ、胎児はお母さんのおなかの中で十月十日（とつきとおか）過ごすことができます。

　また、「自分でないもの」を攻撃しないしくみを逆手に利用して私たちのからだに居着いてしまう困りものもいます。それは「がん細胞」です。がん細胞はもともと正常であった細胞が変化してしまった異物、すなわち「自分でないもの」ですが、胎児の細胞がお母さんの免疫から攻撃されないようにするしくみとよく似た作戦を使って、免疫の攻撃から逃亡します。

そもそも「自分」とは何なのか？

　免疫は「自分」を攻撃せず「自分でないもの」だけを攻撃するしくみだと思っていたら、免疫は「自分」を攻撃することもあれば「自分でないもの」を許すこともある……、そうなると、「自分」とはいったい何なのでしょうか？

　それは、さまざまな細胞たちがお互いに相互関係を結ぶことで積極的に作り出される"ドラマ"あるいは"アクト（行動、劇の幕）"そのものです。

　たとえば「自分」に反応しそうな危険な細胞たちを除去したり、やる気をなくさせたり、じゃましたり、といろいろなことをやりながら日々積極的に創られているのが「自分」なのです。"物質"ではなく、"アクト（行動）"そのものとしての「自分」—それは時には巧妙で、時には滑稽なドラマといえます。

　詩人であり、科学者でもあった宮沢賢治は、「わたくし」を固定化された「もの」としてではなく、せわしく揺れ動く「現象」として歌い上げています（「わたくしという現象」、春と修羅　第一集、1924年）。現代の免疫学は、まさに「現象としてのわたくし」を少しずつ解き明かそうとしています。

　それは言葉ではいくら表現しても表現し足りないので、イラストを使いながらお話しすることにしましょう。からだの中で繰り広げられる免疫という壮大なドラマ。読者のみなさんに観客になっていただきながら、免疫のしくみや生命現象の不思議さ、そしてすばらしさを感じ取っていただければと思います。

第1部 病原体との合戦

自然免疫応答と適応免疫応答の二重奏

　私たちは、あたりにうようよ飛び交うさまざまな病原微生物（病原体）に、毎日さらされています。しかし、これらの病原体によって病気になるのはまれです。なぜならば、病原体が私たちのからだに入ろうとしても、数時間のうちに排除されるしくみが私たちのからだの中にあるからです。

　たとえば、咳やくしゃみは立派な病原体排除のしくみです。また、鼻水や涙の中に分泌される抗菌物質は、病原体を破壊します。そして、からだの表面下で門番をしているマクロファージという食いしん坊な細胞は、周囲にあるものを手当たり次第に食べて分解します。このとき、食べたものの中に戦うべき危険な病原体があることに気づくと、マクロファージは興奮して、援軍となる細胞たちを呼び集めて活気づけます。これが「炎症」と呼ばれる、病原体との合戦の始まりです。

　このように、病原体の侵入を未然に防いだり、病原体の侵入を感知して素早く排除しようとする反応は、私たちに生まれつき備わっている抵抗力そのもので、「自然免疫応答」と呼ばれています。

　さて、自然免疫応答だけで病原体が排除されなかった場合には、その病原体に狙いを定めた集中攻撃が続いて起こります。それは、「特定の病原体によって誘発され、その病原体に適応する応答」という意味で「適応免疫応答」と呼ばれています。

　適応免疫応答は、立ち上がるのに何日もかかりますが、同じ病原体が二度目に侵入してきたときには、もっと素早くて強い攻撃反応が起こります。特定の病原体に対して攻撃の速さと強さを増す現象は、「免疫学的記憶」と呼ばれていて、序曲でもお話しした「二度なし現象」を言い換えたものになっています。

　第1部では、病原体との合戦の様子を観劇することにしましょう。

第1部への前奏曲
自然免疫応答と適応免疫応答

　第1部では病原体に対する免疫応答を観劇していきます。その前奏曲として、自然免疫応答と適応免疫応答について、元となる英語の用語を見直しながら簡単にまとめ、そしてこれら2つの免疫応答がどのように協調していくかを見渡す地図帳を紹介したいと思います。

自然免疫応答──生まれながら備わっている応答

　自然免疫応答とは何でしょうか。それは下の図のように咳やくしゃみ、そして下痢をしている場面を思い浮かべるとわかりやすいでしょう。これらの反応のすべてが初期の段階の自然免疫応答です。自然免疫応答は、全身のあらゆる細胞によって営まれているといっても過言ではありません。

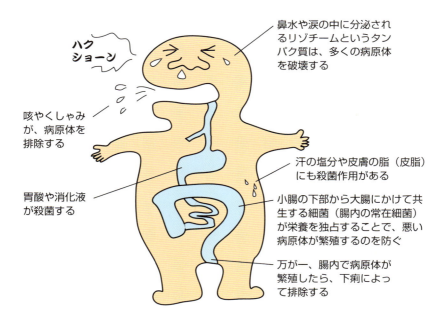

●自然免疫応答と適応免疫応答

	自然免疫応答	適応免疫応答
意味	生まれながら備わっている免疫応答	特定の病原体によって誘発され、その病原体に適応する免疫応答
病原体の認識の仕方と反応の速さ	さまざまな病原体に共通する形をおおざっぱに認識して、素早く反応する（数時間）	個々の病原体の細かな形を特異的に認識できるが発動するのに時間がかかる（数日間）
お互いの関係	必要に応じて適応免疫応答を呼び出す	自然免疫応答によって呼び出され自然免疫応答の主役を助ける
同じ病原体が二度目以降に侵入したとき	基本的には毎回同じ速さと同じ強さで反応する	二度目には素早く、そして強く反応する（免疫学的記憶）
元となる英語の用語とその同義語	innate immune response natural immune response （いずれも自然免疫応答と訳される）	adaptive immune response（適応免疫応答） acquired immune response（獲得免疫応答） speific immune response（特異的免疫応答）

　「自然免疫応答」とは"innate immune response"の訳語です。同義語として"natural immune response"があります。

　"innate immune response"の"innate"には「生まれながらに」「先天的な」という意味があり、「自然免疫応答」という訳語が定着しています。

適応免疫応答──特定の病原体に適応する応答

　「適応免疫応答」は"adaptive immune response"の訳語です。同義語として"acquired immune response"，"specific immune response"があります。

　"adaptive immune response"の"adaptive"には「適応できる」「順応できる」という意味があります。"adaptive immune response"には「特定の病原体に誘発され、その病原体に適応する免疫応答」という意味が込められています。

「適応免疫応答」の同義語である"acquired immune response"の"acquired"には「獲得された」「後天的な」という意味があります。"acquired immune response"には「病原体に誘発され、後天的に獲得される免疫応答」という意味が込められており、「獲得免疫応答」という訳が定着していますが、この用語よりも先ほどお話しした「適応免疫応答」という用語のほうがわかりやすいため、この本では「適応免疫応答」という用語を使うことにします。

「適応免疫応答」のもう1つの同義語である"specific immune response"の"specific"は「特異的な」という意味です。
　ある特定の相手だけに反応し、ほかの相手にはまったく見向きもしない反応は「特異性の高い反応」と表現されます。この「特異性の高さ」が適応免疫応答の際立った特徴の1つで、適応免疫応答は何百万種類以上もの異なる形を区別できると推定されています。

　これに対して自然免疫応答は特異的ではないのかというと、そのようなことはありません。自然免疫応答は、病原体にあって私たちのからだには原則的にはない構造をおおざっぱに認識して反応することができます。その構造の種類は1,000種類程度と見積もられています。
　適応免疫ほど高い特異性はないが、まったく特異性がないわけでなく、むしろ1,000種類程度の異なる形を区別することができる、それが自然免疫応答です。

生体防御反応の3段階 ―自然免疫応答と適応免疫応答の協調

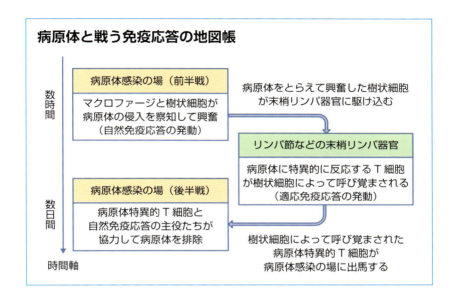

　上の図は、病原体と戦う免疫応答（生体防御反応）の全体を見渡す地図帳です。生体防御反応は、以下の3つの段階から成り立っています。

　第1段階は、病原体が感染した場所で始まる自然免疫応答です。自然免疫応答はからだのすべての細胞が担いますが、なかでも活躍するのがマクロファージと樹状細胞と呼ばれる細胞たちです。彼らは病原体の侵入を持前(もちまえ)の警報機を使って感知すると、興奮して次の反応を誘導します。

　生体防御反応の第2段階は、病原体の細かな形に特異的に反応する適応免疫応答の発動です。舞台はリンパ節をはじめとする末梢リンパ器官に移ります。末梢リンパ器官はT細胞とB細胞と呼ばれる細胞たちのたまり場です。そこに駆け込むのは、先の第1段階で病原体の侵入を感知して興奮した樹状細胞です。樹状細胞は末梢リンパ器官に一目散に駆け込み、病原体に特異的に反応するT細胞を呼び覚まします。

生体防御反応の第3段階では、舞台は病原体が感染した場所に戻ります。末梢リンパ器官で樹状細胞によって呼び覚まされた病原体特異的T細胞は、末梢リンパ器官を離れ、血流に乗って病原体感染の場に出馬します。そこで、病原体特異的T細胞と自然免疫応答の主役とが協力して病原体を排除します。

この地図帳を頼りに、これから免疫の世界を訪ねていきましょう。

いよいよ劇の幕開けです。

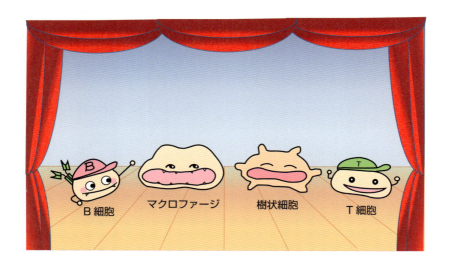

第1幕 免疫応答の基本骨格

細菌との戦い

免疫応答の本来の役割は病原体から身を守ることですが、ひとことに「病原体」といっても、さまざまなウイルス、細菌、真菌（いわゆる"カビ"）、そして寄生虫がいます。また、病原体の感染の仕方は2通りあります。それは、私たちの細胞の外に感染する方法（細胞外寄生）と、私たちの細胞の中にもぐり込む方法（細胞内寄生）です。こうした病原体の種類の違いや、病原体の感染の仕方の違いに応じて、免疫応答の仕方も異なります。ここでは免疫応答の基礎的な骨格をつかむために、細胞の外に感染する細菌に対する免疫応答から、まずみていくことにしましょう。

scene 1.1 決戦前夜―上皮細胞と常在細菌によるバリアー

上皮細胞による物理的・化学的バリアー

　私たちのからだに侵入しようとする病原体にとって、最初の障壁となるのは、からだの表面や粘膜の表面を"煉瓦（れんが）"のようにしきつめる上皮細胞によるバリアーです。

　からだの表面を覆（おお）う皮膚の場合には、上皮細胞たちが横並びにつながるだけでなく、上下の方向に何層も重なることで頑丈な防壁を作るので、病原体が簡単には侵入できないようになっています。

　鼻から始まり、肺に至る気道の粘膜や、口から始まり肛門に終わる腸管の粘膜は、やわらかくて病原体にとって入り込みやすそうにみえますが、ここも簡単には突破できないようになっています。

　たとえば気道から侵入しようとする病原体は、咳やくしゃみなどの大きな運動で追い出されますが、別のしくみによっても追い出されます。

　気道の上皮細胞は、頭のてっぺんに「繊毛（せんもう）」と呼ばれる細かい毛をもち、この毛を波打たせるようにして動かします。また、気道の上皮細胞の仲間で、"杯（さかずき）"のような形をした「杯細胞（さかずきさいぼう）」は、ムチンと呼ばれる化学物質を含む粘液を分泌して、気道粘膜を"ぬめぬめ"とさせます。繊毛を波打たせる上皮細胞と、粘液を分泌する杯細胞との共同作業によって、病原体は粘液に絡（から）まれて、まるでエスカレーターに乗せられるようにして外に追い出されるのです。

　このように、上皮細胞たちがつながって防壁となったり、運動することによって、病原体を排除するしくみを「物理的バリアー」と呼びます。

　上皮細胞は病原体をこのように物理的に追い出すだけではありません。気道上皮細胞はリゾチームやデフェンシン（もしくはディフェンシン）といった抗菌物質を手裏剣のような飛び道具として分泌します。リゾチーム、デフェンシンなどの化学物質による抵抗を「化学的バリアー」と呼びます。

　ちなみに南インドに住む、とあるカエルの皮膚の粘液中には、インフル

エンザウイルスを破壊する化学物質が分泌されるというのですから (Immunity. 2017；46：587.)、古典落語に登場する「ガマの油売り」が知ったらさぞかし喜ぶかもしれません。

　汚れた手で食事をしたり、腐ったものをうっかり食べてしまうことで、口から胃腸に入ってきた病原体の場合はどうでしょうか。

　彼らが最初に出会う強敵は胃酸です。たとえばコレラ菌は胃酸で殺菌されやすいため、「コレラが流行している地域に行くときは、胃酸を抑える薬を飲まないほうがよい」といわれるほどです。

　胃酸による殺菌作用をのがれて小腸にたどり着いたとしても、小腸の激しい蠕動運動や腸液によって押し流されてしまいます。

腸内の常在細菌によるバリアー

　小腸の蠕動と腸液の荒波をくぐり抜けて、やっとのことで大腸にたどり着いたと思ったら、「常在細菌」(もしくは「共生細菌」) と呼ばれる先客たちがびっしりと居座っているので、ここにも容易には住み着けないようになっています。腸内の常在細菌は小腸の下部から大腸にかけて住み着いており、その個数たるや数十兆個、すなわち私たちのからだの細胞の個数に匹敵すると計算されています (Cell. 2016；164：337.)。

　上皮細胞による物理的・化学的なバリアー、そして常在細菌による占拠——これが病原体にとっての最初の関門です。

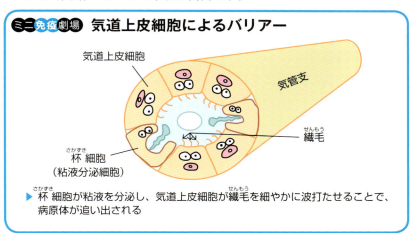

ミニ免疫劇場　**気道上皮細胞によるバリアー**

▶ 杯細胞が粘液を分泌し、気道上皮細胞が繊毛を細やかに波打たせることで、病原体が追い出される

scene 1.2 いざ決戦！──マクロファージと樹状細胞の登場

細菌を迎え撃つマクロファージと樹状細胞

　上皮細胞たちの必死の抵抗にもかかわらず、病原体が上皮細胞のバリアーを突破した場合はどうなるでしょうか。たとえばけがをして、皮膚の外から細菌が侵入した場合をみてみましょう。

　ここで登場するのは、マクロファージと樹状細胞という食いしん坊な門番たちです。彼らは仲のよい兄弟のようで、行動パターンも似ています。すなわち、彼らはからだの表面のすぐ下で門番をしていて、周囲のものに触れたり、あたかも食べるかのように周囲のものを細胞の中に取り込みます（貪食）。そして、触れたものや食べたものの中に危険な病原体が紛れていることに気がつくと、「こいつは敵だ！」と興奮します。

仕事を分担するマクロファージと樹状細胞

　その後、彼らは仕事を分業します。興奮したマクロファージは「敵がここにいる！　みんな集まれ！」と警報を鳴らします。この警報に反応して、近くの血管から援軍となる細胞たち（白血球、p.25）が集まってきます。

　興奮した樹状細胞もこのような警報を鳴らしますが、マクロファージがその場に踏みとどまって戦い続けるのに対して、樹状細胞はほかにもう1つ重要な仕事をします。それは、援軍のなかでも特に重要なTリンパ球（T細胞）という細胞を呼び出すことです。樹状細胞はこの使命を果たすべく、T細胞たちが駐屯しているリンパ節へと一目散に走ります。

　まずはマクロファージの働きぶりからみていきます。

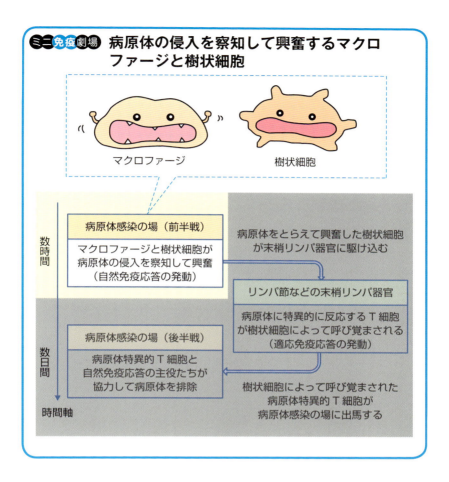

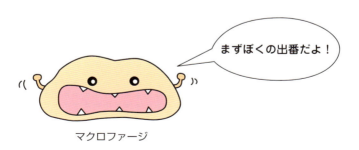

scene 1.3 マクロファージが鳴らす警報
―炎症性サイトカインとケモカイン

「敵がここにいる！」とマクロファージが警報を出す
―サイトカインの放出

　けがをして、皮膚の外から細菌が侵入すると、その場所が赤く腫れ、熱をもって痛みます。炎症（inflammation）と呼ばれる状態です。炎症は、細菌の侵入を迎え撃つマクロファージから発信される警報によって引き起こされます。

　その様子を詳しくみてみましょう。まず、細菌の侵入を感知したマクロファージは、興奮して「敵がここにいる！　みんな集まれ！」という警報を、さまざまな化学物質として放出することで周囲に伝えます。

　細胞が放出して、自分自身や他の細胞を刺激する化学物質は、一般的に「サイトカイン（cytokine）」と呼ばれ、たくさんの種類があります。それは細胞と細胞との間で交わされる"言葉"、あるいは細胞が細胞にカツを入れる"差し入れ"のようなものです。なかでも興奮したマクロファージが放出して、炎症を引き起こすサイトカインが「炎症性サイトカイン」と「ケモカイン」です。

炎症性サイトカインの作用で血管がゆるむ

　興奮したマクロファージは、炎症性サイトカインを放出します。炎症性サイトカインにもさまざまなものがありますが、代表的なものとして、腫瘍壊死因子-α（tumor necrosis factor-α、TNF-α）、インターロイキン-1、インターロイキン-6があります（記憶術：炎症はあつい。あついはアイロン：α、1、6）。なかでも代表的な炎症性サイトカインであるTNF-αの働きぶりを見てみましょう。まず、TNF-αがそばの血管*に作用すると、血管は拡張してゆるむため、血液の流れが遅くなり、また血液中を流れるさまざまな白血球やタンパク質がしみ出しやすくなります（滲出）。炎症を

＊　その血管は毛細血管に続く細い静脈であるため、後毛細血管細静脈と呼ばれます。

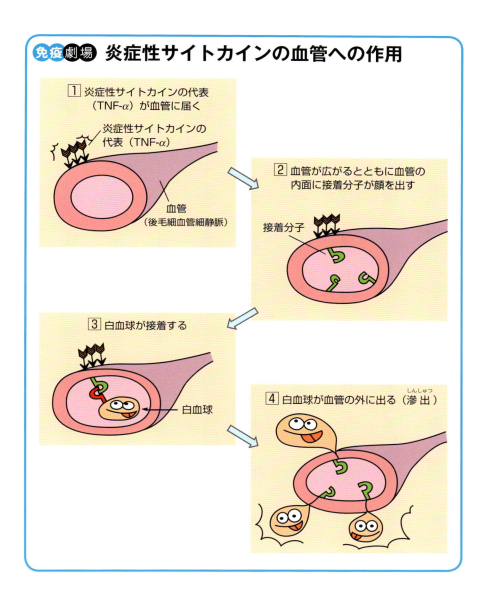

起こした場所が赤く腫れるのはそのためです。さらに、血管の内面をタイルのように覆う内皮細胞は、TNF-αに反応すると、白血球にとって"糊"となる接着分子を細胞表面に出すので、白血球がくっつき、そして血管の外に出やすくなります。

ケモカインの作用で援軍が感染の場所に集合する

　病原体の侵入を感知して「敵が来たぞ！　みんな集まれ！」と警報を発信するマクロファージですが、病原体が侵入した場所の近くの血管をゆるめて、援軍である白血球を血管の外にしみ出させただけでは、まだ十分ではありません。血管の外にしみ出した白血球を、病原体がいる場所に引き寄せてはじめて「援軍を呼び寄せた」ことになります。そのために活躍するのが、マクロファージが放出するもう1種類のサイトカインであるケモカインです。

　あるケモカインが放出されると、そのケモカインと相性のよい受容体をもった細胞が、そのケモカインの濃い場所に引き寄せられます。おなかをすかせた私たちが、おいしい匂いのする方向に、思わず引き寄せられるような現象です。

　このように、細胞が化学物質に刺激されて走ることを「化学走化性（chemotaxis）」といいます。ケモカイン（chemokine）は「化学走化性をもつサイトカイン（*chemo*tactic cyto*kine*）」という意味でその名がつけられました。

　ケモカインにもさまざまな種類があります。かつてはインターロイキン-8と呼ばれ、今ではCXCL8と呼ばれるサイトカインがケモカインの元祖というべき分子です。このケモカインは興奮したマクロファージが出して、「好中球」と呼ばれる白血球を近くに呼び寄せます。遅れて別のケモカイン（CCL2）に引き寄せられてマクロファージの前身である「単球」が駆けつけます。単球はそこでマクロファージになります。

戦いを終えた好中球は膿となる

　マクロファージの警報を聞きつけて細菌感染の場所に集まった好中球と単球由来のマクロファージは、みなで細菌をムシャムシャ貪食して殺菌します。マクロファージたちはその後もしばらく働きますが、好中球は短命で、その死骸が膿となって流れ出ます。

　感染を起こしてから数日後には、樹状細胞が呼び出したT細胞が駆けつけます。次のシーンの主役は樹状細胞です。

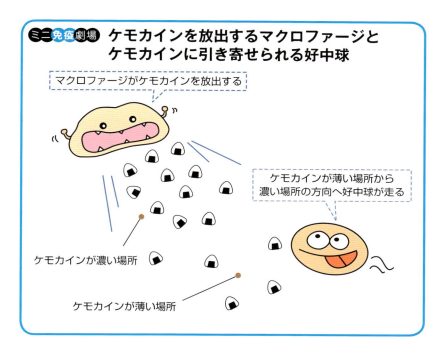

● scene 1.2 〜 1.3 のまとめ　マクロファージが出す警報

●炎症性サイトカイン
　代表例：TNF-α、インターロイキン-1、インターロイキン-6
　TNF-αの血管に対する作用
　　血管をゆるめて血流を遅くする。また、血管内皮細胞に接着分子を発現させる。結果的に血管の中を流れる白血球を呼び止めて、血管の外に滲出しやすくする。
●ケモカイン（chemokine）
　意味：化学走化性をもつサイトカイン（chemotactic cytokine）
　代表例：CXCL8（興奮したマクロファージが放出し、好中球を近くに呼び寄せる）。CCL2（マクロファージが自分の分身である「単球」を近くに呼び寄せる。単球はその場でマクロファージになって、好中球と一緒になって細菌をムシャムシャ貪食する）。
　　※CCやCXCのCはケモカインを構成するアミノ酸（p.76）であるシステイン（cystein）の略。Lはリガンド（ligand、受容体に結合するもの）の略。

scene 1.4 走れ！ 樹状細胞
―適応免疫の発動

舞台はリンパ節へ

　マクロファージが病原体感染の場に踏みとどまって頑張っている間に、樹状細胞も重要な仕事をします。

　からだの組織には「輸入リンパ管」と呼ばれる排水管が張り巡らされていて、リンパ節につながっています。マクロファージと同じく樹状細胞も周囲にあるものを手当たり次第に食べたり、細胞外液に溶けているものを細胞外液ごと飲み込みますが*、食べたり飲んだりしたものの中に病原体があることに気づいた樹状細胞は、興奮して輸入リンパ管にもぐり込み、リンパ節を目指してひとっ走りします。

　興奮した樹状細胞がたどり着いたリンパ節は、「リンパ球」と呼ばれる細胞たちの駐屯地です。リンパ球にはTリンパ球（T細胞）とBリンパ球（B細胞）があります。彼らこそが、病原体の細かな構造を厳密に（特異的に）認識して反応する適応免疫応答の主役ですが、樹状細胞がリンパ節の中で探して呼び覚ますのは、「ヘルパーT細胞」と呼ばれるT細胞の仲間です。これからリンパ節で起こっているドラマを観劇しますが、リンパ節に集うリンパ球とはそもそも何者なのでしょうか？

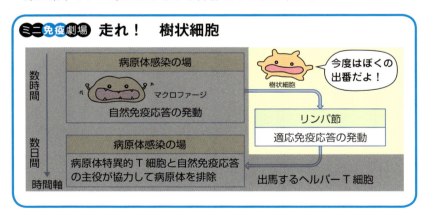

＊　貪食（phagocytosis）とは直径 0.5 μm 以上の粒子を細胞内に取り込むことです。これに対して、飲作用（pinocytosis）は液体に溶けているさまざまな分子を液体ごと取り込むことです。

談話室

リンパ球とは何者ですか？

　まず血液の話からしましょう。血液の成分は、液体成分と血球成分（約45％）に分けられます。血球はからだに酸素を運ぶ赤血球、出血を止める血小板、そして免疫応答を担当する白血球の3種類からなります。白血球をさらに分類すると、好中球（細菌を貪食し、戦い終わると膿となる）や単球（マクロファージの前身）やリンパ球などに分かれていきます。つまり、リンパ球は白血球の仲間です。

　リンパ球はT細胞とB細胞に分けられます。T細胞はさらに細かく分類されますが、この幕ではヘルパーT細胞と呼ばれる免疫応答の司令官がこのあとすぐ登場します。B細胞は抗体という飛び道具を発射する鉄砲隊で、この幕の締めくくりで登場します。

　リンパ球を光学顕微鏡で見ると、直径10 μmほどの球状で、何の特徴もない形をしていますが、分子のレベルで見ると、病原体をつかまえる（認識する）アンテナ分子を細胞の表面にもっています。リンパ球につかまえられる病原体の部分を「抗原」と呼びます。そしてリンパ球が抗原をつかまえるのに使うアンテナ分子を「抗原受容体」と呼びます。

　1つ1つのB細胞は、それぞれ1種類の抗原受容体（B細胞受容体）をもっています。1つ1つのT細胞も、それぞれ1種類の抗原受容体（T細胞受容体）をもっています。

　B細胞は、B細胞受容体で抗原を直接つかまえることができて、やがてB細胞受容体を飛び道具（抗体）として発射します。これに対してT細胞が抗原を認識するのに使うT細胞受容体は、抗原そのものをつかまえることができません。T細胞が抗原を認識するためには、樹状細胞による抗原の加工が必要です。それがこれからみる「抗原提示」というイベントです。

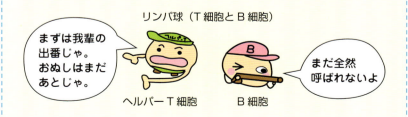

リンパ球（T細胞とB細胞）

まずは我輩の出番じゃ。おぬしはまだあとじゃ。
ヘルパーT細胞

まだ全然呼ばれないよ
B細胞

樹状細胞はナイーブ（未経験、未感作）ヘルパーT細胞に抗原を提示する

　いよいよ、リンパ節に駆け込んだ樹状細胞の活躍をみてみましょう。樹状細胞は、飲み込んで消化した病原体のかけら（抗原断片）を免疫応答の司令官であるヘルパーT細胞に提示します。しかしながら、樹状細胞が「ちょっとちょっと、見てください！」と抗原断片を提示した相手は、実はまだ「抗原」というものに出会ったことがなくて、寝ぼけ眼の（活性化していない）ヘルパーT細胞なのです。

　まだ抗原に出会ったことのないリンパ球（T細胞とB細胞）はナイーブリンパ球（ナイーブT細胞とナイーブB細胞）と呼ばれます。ですからこの段階のヘルパーT細胞は「ナイーブヘルパーT細胞」といいます。ここでいう「ナイーブ（naïve）」とは「抗原とまだ出会っていない（未経験）」「抗原によって活性化されていない（未感作）」という意味です[*1]。

　さて、樹状細胞がナイーブヘルパーT細胞に抗原断片を提示する様子は、まるで"両手"に抗原断片をのせてささげるかのようです。この"両手"に相当する分子はクラスⅡ MHC 分子といいます[*2]。一方、クラスⅡ MHC 分子に結合した抗原断片を認識するT細胞表面上の分子が「T細胞受容体」です。ナイーブヘルパーT細胞のT細胞受容体は、樹状細胞がクラスⅡ MHCの上に提示する抗原断片を認識します。

ナイーブ（未感作）ヘルパーT細胞は、抗原を提示されるとエフェクター（仕事人）ヘルパーT細胞になる

　それまで抗原と出会ったことのなかったナイーブヘルパーT細胞は、ぴったりとかみ合う抗原断片を樹状細胞から提示されると、目覚めて興奮し、増殖します。そして「エフェクターヘルパーT細胞」と呼ばれる細胞になります。「エフェクター」とは「効果（エフェクト）をもたらすもの」という意味で、いわば「仕事人」のことです[*3]。

　このようにしてナイーブヘルパーT細胞が増殖し、やがてエフェクターヘルパーT細胞になるまでには数日間の時間がかかります。適応免疫応答が発動するのに時間がかかるのはそのためです。

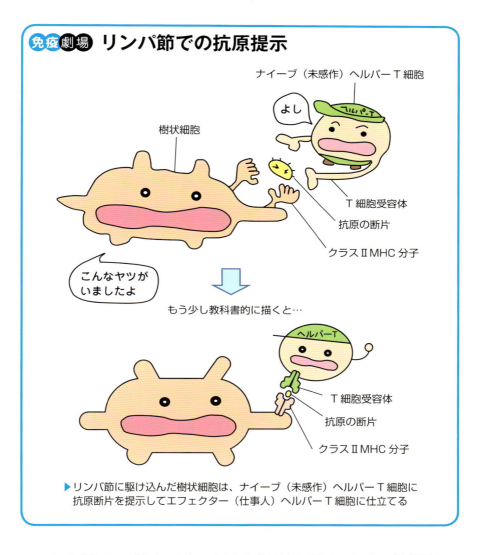

*1 免疫学でいう「ナイーブ（naïve）」とは、「抗原とまだ出会っていない（未経験）」、「抗原によって活性化されていない（未感作）」という意味です。日常用語の「ナイーブ」には「初心（うぶ）で未熟」という意味もあるため、「ナイーブリンパ球も未熟な細胞なのか？」という誤解を生じやすいのですが、ナイーブリンパ球は、あくまでも成熟したリンパ球であることに注意してください。

*2 MHCは主要組織適合遺伝子複合体（major histocompatibility complex）の略で、詳しくは第3幕（p.59）で説明します。

*3 抗原と出会い、抗原によって活性化（感作）され、抗原と戦えるようになったリンパ球（T細胞とB細胞）をエフェクターリンパ球と呼びます。

scene 1.5 エフェクターヘルパーT細胞の出馬

舞台は再び感染の場へ

　リンパ節に駆け込んだ樹状細胞によって抗原を提示され、エフェクター（仕事人）として呼び覚まされたヘルパーT細胞は、リンパ節を離れ、血液の流れに乗ります。

　病原体が感染を起こした場所では、マクロファージが頑張って援軍となる細胞を呼び集めているので、エフェクターヘルパーT細胞もその場所に駆けつけやすくなっています。

　エフェクターヘルパーT細胞が病原体感染の場に到着すると、マクロファージは「待っていました」といわんばかりに、エフェクターヘルパーT細胞を出迎えます。

　マクロファージも樹状細胞と同じように、食べた抗原の断片をクラスⅡMHC分子にのせます。そして、駆けつけてくれたエフェクターヘルパーT細胞に、「こんなやつが来ました！　助けてください！」と抗原断片を提示します。エフェクターヘルパーT細胞にとっては、ナイーブヘルパーT細胞の時代にリンパ節で樹状細胞に提示された、あのなつかしい抗原断片と同じものです。

　いま、同じ抗原と再会したエフェクターヘルパーT細胞は、改めて興奮し、さまざまなサイトカインを放出してマクロファージや好中球など、自然免疫応答の主役たちを励まして、彼らの働きを助けます。ヘルパーT細胞が「ヘルパー」と呼ばれるゆえんです。

　こうして、適応免疫の主役であるエフェクターヘルパーT細胞と自然免疫応答の主役であるマクロファージや好中球との共同作業で、病原体は総攻撃を受けます。

　自然免疫応答の主役である樹状細胞が適応免疫の主役であるヘルパーT細胞を呼び覚まし、目覚めたヘルパーT細胞が再び自然免疫応答の主役であるマクロファージや好中球を活性化する——このように、自然免疫応答と適応免疫応答とは相互に助け合っているのです。

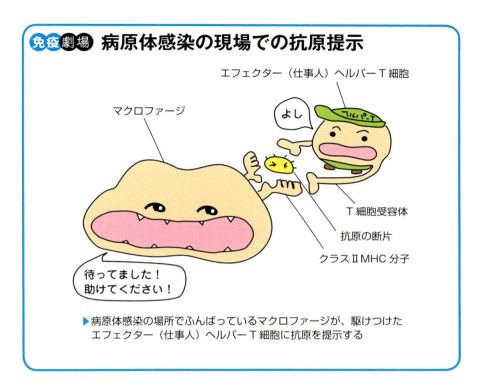

▶病原体感染の場所でふんばっているマクロファージが、駆けつけたエフェクター（仕事人）ヘルパーT細胞に抗原を提示する

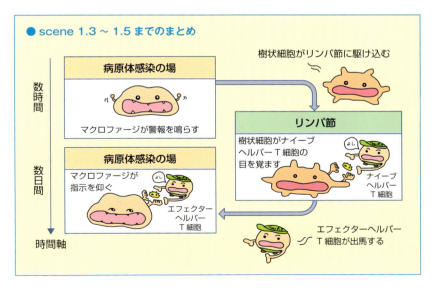

scene 1.6 適応免疫応答の もう1人の主役― B細胞

B細胞もヘルパーT細胞に抗原を提示する！

　さて、これでめでたしめでたし……かというと重要な登場人物がしびれを切らしながら出番を待っています。適応免疫応答のもう1人の主役、B細胞です。B細胞は「抗体」という飛び道具を発射する鉄砲隊です。

　B細胞も、T細胞と同じように血液中を流れて全身を巡りつつ、リンパ節を駐屯地とします。病原体がからだに侵入すると、樹状細胞がそれを食べて、排水管である輸入リンパ管を経由して近くのリンパ節に運ぶわけですが、病原体そのものや病原体の"かけら"も、輸入リンパ管を通って同じリンパ節に到達します。ナイーブヘルパーT細胞が樹状細胞から抗原を提示されてエフェクターヘルパーT細胞になろうとしている頃、リンパ節に届いた抗原とぴったりと結合するB細胞受容体をもったB細胞は、抗原をB細胞受容体でつかまえます。つかまえて何をするのかと思いきや、樹状細胞やマクロファージと同様に、抗原を食べて消化してしまいます。そしてやはり樹状細胞やマクロファージと同様に、抗原断片をクラスⅡMHC分子にのせて、タイミングよく呼び覚まされたエフェクターヘルパーT細胞に提示します。するとエフェクターヘルパーT細胞は"激励の握手"の手（CD40リガンド、p.82）をB細胞に差し伸べたり、さまざまなサイトカインを出すことによってB細胞にカツを入れます。

活性化したB細胞による援護射撃

　活性化したB細胞は分裂増殖し、抗原をつかまえるのに使ったB細胞受容体を飛び道具（抗体）として発射します。抗体は血流を巡って全身に届けられますが、病原体感染の場ではマクロファージが出すサイトカインの影響で血管がゆるんでいるため、抗体もその場所に届きやすくなっています。感染の場に届いた抗体は細菌に結合して"ふりかけ"となり、マクロファージや好中球の食欲をそそります（p.85）。活性化したB細胞による抗体の発射は、免疫応答における文字どおりの援護射撃となるのです。

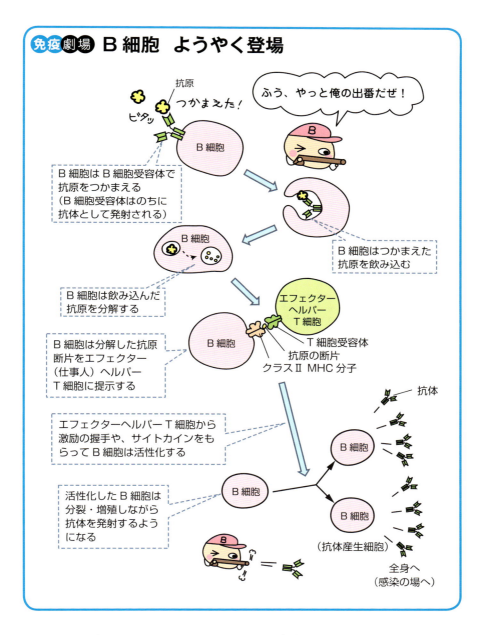

　以上が数日間にわたって繰り広げられる免疫応答の基本的な骨格です。第2幕以降ではもっと詳しくみていきます。

第1幕のまとめ

●細菌に対する免疫応答

数時間

病原体感染の場（前半戦）
自然免疫応答の発動

- 上皮のすぐ下で門番をしているマクロファージと樹状細胞が、触れたり食べた異物を危険な病原体と察知して興奮する
- マクロファージはその場でふんばり、援軍となる細胞を呼ぶ（炎症反応の惹起）

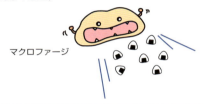

マクロファージ

数日間

病原体感染の場（後半戦）
適応免疫応答の主役と
自然免疫応答の主役の共同作業

- マクロファージはエフェクターヘルパーT細胞に抗原を提示して指示を仰ぐ

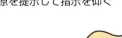

マクロファージ

エフェクターヘルパーT細胞

- エフェクターヘルパーT細胞は、マクロファージや好中球など、自然免疫応答の主役を助ける
- 抗体が細菌に結合するとマクロファージと好中球にとって食べやすくなる

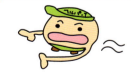

時間軸

> 病原体をとらえた樹状細胞が
> 末梢リンパ器官に駆け込む

リンパ節などの末梢リンパ器官
適応免疫応答の発動

・リンパ節に駆け込んだ樹状細胞は、まだ抗原と出会ったことのない
  ナイーブヘルパーT細胞に抗原を提示し、エフェクターヘルパー
  T細胞に仕立てる

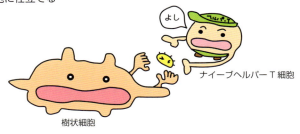

樹状細胞

ナイーブヘルパーT細胞

・エフェクターヘルパーT細胞はリンパ節を離れ、血流に乗って
  病原体感染の場へ出馬する
・一部のエフェクターヘルパーT細胞はリンパ節に残り、B細胞が
  抗体を発射するのを助ける

> エフェクターヘルパーT細胞が
> 血流に乗って病原体感染の場に出馬する。
> 抗体も血流に乗って
> 病原体感染の場に届けられる。

免疫を担当する細胞たちの紹介

第1幕では、自然免疫応答の主役であるマクロファージと樹状細胞、そして適応免疫応答の主役であるT細胞とB細胞が大活躍しました。彼らの控え室をたずねてみましょう。

控え室① マクロファージ 様

やあ、こんにちは。マクロファージだよ。なんでマクロファージっていうのかって？

マクロっていうのは「大きい」という意味、ファージとは「食べる」っていう意味らしいね。つまりマクロファージは「大食い細胞」って意味さ。

ぼくは、周りにあるものを手当たり次第に触ったり、食べて分解するんだけど、そのなかに危険なヤツが紛れ込んでいると、ちゃんとそれに気づいて仲間を呼ぶことができるんだ。どうして気づくことができるかって？　それは秘密さ。まあ、第2幕で座長さんが秘密を明かしてくれるらしいけどね。

住んでいる所？　組織の中さ。血管の中じゃないから、あまり遠い所には行けないんだ。だいたい異物が来るのを待ち構えているって感じかな。

あれ、きみも異物？　食べちゃおうかな？？？

控え室② 樹状細胞 様

ぜえ…ぜえ…。あ、失礼しました。さっきは走り過ぎて息が切れちゃった。ぼくはマクロファージと同じく食いしん坊な細胞で、周りにあるものを食べたり、周囲の液体（細胞外液）ごと飲み込んじゃう。そして食べたり飲んだものの中に戦うべき病原体があることに気づくと、一目散にリンパ節に走り込むんだ。食べてすぐに走ると消化に悪いって？　大丈夫。ぼくはちゃんと消化するよ。そして消化した「かけら」を自分の両手代わりにしているクラスⅡMHC分子に入り込ませて、まだ抗原と出会ったことのない寝ぼけ眼のヘルパーT細胞に見せるんだよ。働き者でしょ。これを学者さんたちは、「樹

状細胞は外来抗原を貪食し、抗原断片をナイーブヘルパーT細胞に提示する」とかいうらしいね。それからどうなるかって？　それはヘルパーT細胞に聞いておくれよ。

控え室③　B細胞 様

　待ち時間が長すぎるよ。まったく。俺ほど働き者はいないのに、出番がなかなか来ないんだもん。え、きみ、誰？　部屋に入りたいって？　いいけど突然来るとけがするよ。なにしろ俺は、虫取りと鉄砲うちの名人だからね。ほら、見てごらん、このY字型をしたアンテナで、飛んでいる虫を探し出してつかまえるのさ。虫っていうのは正確じゃないな、正しくは抗原っていうんだ。このアンテナにぴったり合う抗原をつかまえたら、樹状細胞君と同じように抗原を細胞内に取り込んで分解する。そして、抗原の断片をクラスⅡ MHC分子にくっつけてヘルパーT細胞に提示するってわけさ。

　すると、ヘルパーT細胞が俺に命令するんだよ、「この抗原たちをやっつけろ」って。

　ここからが俺のすごいところ、俺様はこの、Y字型のアンテナ、正しくはB細胞受容体を、抗体という飛び道具に作りかえて発射し、抗原をやっつけるのさ。

　あ、いつもどこにいるのかって？　そりゃ獲物を求めて血流に乗って体中を駆け巡っているさ。たまり場はリンパ節や脾臓だけどね。そのたまり場には、いま話したヘルパーT細胞もいてね。なに、これからヘルパーT細胞の部屋に行くの？　気をつけなよ。彼、なかなか手ごわいから、なにか手土産でも持って行ったら？

面会禁止(?)の部屋　ヘルパーT細胞 様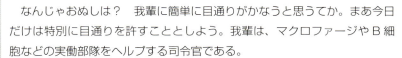

　なんじゃおぬしは？　我輩に簡単に目通りがかなうと思うてか。まあ今日だけは特別に目通りを許すこととしよう。我輩は、マクロファージやB細胞などの実働部隊をヘルプする司令官である。

　ふだんは血液中を見回り、時々リンパ節に駐屯しておる。このリンパ節に樹状細胞とかいう飛脚みたいな奴が息を切らして駆け込んできて、気持ち

よくまどろんでいた我輩をたたき起こそうとするのじゃ。樹状細胞はつかまえた抗原をクラスⅡ MHC 分子にのせて差し出してくるので、我輩はこれを T 細胞受容体でつかまえる。「早く、お目覚めを」と、樹状細胞は叫ぶ。しかし我輩にもプライドというものがある。抗原断片を提示されただけでは、我輩は容易には動かぬ。樹状細胞が本気かどうかを調べなければならぬのだ。樹状細胞が抗原断片を見せると同時にもう少し別の種類の刺激を差し出さなければ、我輩はすねて働かなくなるのである。

　たとえていうならば、その刺激は樹状細胞からの親愛の握手、ないしワイロのようなものじゃ。あるいはお互いの細胞の表面にある分子どうしを接着させて伝わるキスのような刺激である。学者たちはそれを「共刺激」と呼んでいるようだが、詳しくはこのあと第 7 幕で演じるので、それを見ていただきたい。なに？　第 1 幕では握手していなかっただと？　……すまぬ、それはあとで細かく演じるつもりであった。それにしても、よく見ていてくださった。ついでにもう 1 つ教えることとしよう。我輩が親愛のキス（共刺激）がないとすねてしまうことを、学者は「無反応」と呼んでいるようだ。英語では"anergy（アネルギー、アナジー）"と呼ぶ。"a-"は「無」という意味を"-ergy"は「反応」、「仕事」という意味を表す言葉である。物理で習うエネルギー（energy）とはまさに「仕事」をする能力のことであったが、"anergy"とはすなわち反応しないこと、仕事をしないことである。しかしながら、我輩の、このすねがちな根性が、からだでは実は大変重要なのである。これも第 7 幕でおみせすることとしよう。なに？　おぬしもワイロをもってきておったとな。それを先にいいたまえ。おぬしもなかなかのワルよのう。

> 談話室

抗原提示の2つの意味

　ヘルパーT細胞に抗原を提示する場面をもう一度振り返ってみましょう。

　1回目の抗原提示はリンパ節に駆け込んだ樹状細胞によるもので、ナイーブ（未感作）ヘルパーT細胞をエフェクター（仕事人）ヘルパーT細胞に仕立てる抗原提示でした。

　2回目の抗原提示は、病原体感染の場に出馬したエフェクターヘルパーT細胞が、その場所でマクロファージから受けるもので、マクロファージがエフェクターヘルパーT細胞に指示を仰ぐ場面でのイベントでした。

　あるいはリンパ節にとどまるエフェクターT細胞がB細胞から受ける抗原提示も、そのヘルパーT細胞にとっては2回目の抗原提示であり、B細胞がエフェクターヘルパーT細胞から指示を仰ぐ抗原提示でした。

　樹状細胞がナイーブヘルパーT細胞をエフェクターヘルパーT細胞に仕立てる抗原提示と、マクロファージやB細胞がエフェクターヘルパーT細胞から指示を仰ぐ抗原提示。ひとことに「抗原提示」といっても、文脈によって2つの異なる意味があることがわかります。

　そして実は抗原提示にはさらにもう1つの意味があります。第6幕では抗原提示のもう1つの意味が明らかになりますので、楽しみにしていてください。

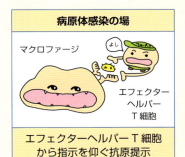
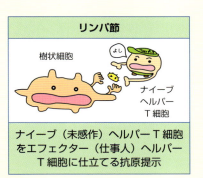

抗原提示の2つの意味

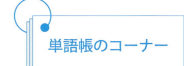 **サイトカイン**

● サイトカインとは何ですか？

　サイトカインとは、細胞が出して細胞に働きかけるタンパク質で、インターロイキン-1、-2、-3……や腫瘍壊死因子-α（tumor necrosis factor-α、TNF-α）やインターフェロン-α, -β, -γ など、さまざまな種類があります。

● サイトカインとインターロイキンはどう違うのですか？

　インターロイキンはサイトカインの1種で、インターロイキンの集合はサイトカインの集合に含まれます。インターロイキンもインターロイキン-1、-2、-3……と、多くの種類があります。

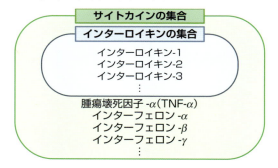

● サイトカインとインターロイキンの語源は？

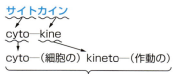

サイトカイン＝細胞が細胞を作動させるために使うタンパク質

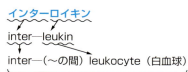

インターロイキン＝白血球と白血球との間で交わされるタンパク質。
白血球の集合が細胞の集合に含まれるように、インターロイキンの集合は、サイトカインの集合に含まれる。

第2幕 免疫応答の導火線

パターン認識受容体

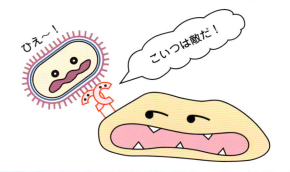

第1幕でマクロファージが、触れたものや食べたものの中に病原体が紛れていることに気づいて、「大変だ！ みんな集まれ！」と興奮するシーンがありました。樹状細胞も、触れたり飲んだりしたものの中に外敵がいることに気づくと興奮して、リンパ節に駆け込むのでした。

どうしてマクロファージや樹状細胞は、触れたものや食べたものの中にある病原体に気づくことができるのでしょうか。それは、多くの病原体に共通する構造の"パターン"を大づかみに認識するアンテナを、マクロファージや樹状細胞がもっているからです。このアンテナを「パターン認識受容体」と呼びます。

病原体の侵入を感知したパターン認識受容体は、自然免疫応答を発動させます。そもそも自然免疫応答が発動しないと適応免疫応答は始まらないわけですから、パターン認識受容体は、免疫応答の導火線といえます。その働きぶりをみることにしましょう。

scene 2.1 病原体の2通りの"つかまえ方"

　ひとことに「免疫応答」といっても、自然免疫応答と適応免疫応答とでは、病原体の"つかまえ方（認識の仕方）"が異なります。言い換えると、病原体の認識の仕方を比べることで、2つの免疫応答の違いが浮き彫りになります。ここでは免疫応答が発動する順とは逆になりますが、まず適応免疫応答からみていきましょう。

適応免疫応答は「抗原」を認識する

　適応免疫応答の主役はリンパ球、すなわちT細胞とB細胞です。T細胞とB細胞が認識する病原体の部分を「抗原」といいます。

　まず、病原体の抗原と出会ったことのないナイーブヘルパーT細胞は、樹状細胞がクラスII MHC分子にのせて提示する抗原の断片を、T細胞受容体で認識して活性化します。

　一方B細胞は、B細胞受容体で病原体の抗原を直接認識します。先ほど樹状細胞によって同じ病原体に由来する抗原の断片を提示されて活性化したヘルパーT細胞ですが、そのヘルパーT細胞に助けられて、B細胞がB細胞受容体を"飛び道具"として分泌したものが「抗体」です（p.30）。

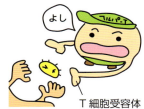

　T細胞受容体とB細胞受容体を合わせて「抗原受容体」と呼びます。

　抗原と抗原受容体との間には鍵と鍵穴のような関係が成り立っています。すなわち、ある抗原を認識する抗原受容体は、ほかの抗原を認識でき

> **ミニまとめ　適応免疫応答における病原体の認識**
>
> - 病原体の「抗原」がリンパ球の「抗原受容体」（T細胞受容体とB細胞受容体）によって認識される
> - 認識の仕方は鍵と鍵穴の関係のように厳密である（特異性が高い）

ません。リンパ球による抗原の認識の仕方はこのように厳密で、「特異性が高い」と表現されます。

自然免疫応答は「パターン」を認識する

適応免疫応答を担当するのはT細胞とB細胞という限られた細胞ですが、自然免疫応答を担当するのはマクロファージや樹状細胞だけではありません。自然免疫応答はからだのすべての細胞が担うといっても過言ではありません。そして、自然免疫応答を担当する細胞が、病原体の成分を認識する仕方は、T細胞とB細胞による認識の仕方とはだいぶ異なります。

T細胞とB細胞は、個々の病原体の細かい部分（抗原）を細かく認識します。これに対して、自然免疫応答を担う細胞たちは、触れた相手が敵か否かを大づかみに認識します。何を認識するのかというと、私たちのからだには原則的になくて、多くの病原体に共通する構造の"パターン"を認識するのです。そのパターンは「病原体関連分子パターン（pathogen-associated molecular pattern）」と呼ばれています。

たとえば「この形のパターンは細菌の細胞壁（p.48）だな」、「この形のパターンは細菌の"しっぽ"（鞭毛、p.48）だな」、といった具合に、多くの病原体に共通するパターンを認識するのが自然免疫応答の仕方です。そして、このようなパターンを認識するアンテナを、「パターン認識受容体（pattern recognition receptor）」といいます。

> ミニまとめ　**自然免疫応答における病原体の認識**
>
> - 多くの病原体に共通する構造のパターン（病原体関連分子パターン）が、さまざまな細胞がもつ「パターン認識受容体」によって認識される
> - 認識の仕方は大まかである（特異性が低い）

抗原受容体とパターン認識受容体との対比

　抗原受容体とパターン認識受容体との最も大きな違いは病原体の認識の仕方、すなわち"厳密"か"大まか"かですが、もう1つの大きな違いは、細胞が何種類の受容体をもつかという点にあります。

　抗原受容体の場合には、1つのB細胞は1種類のB細胞受容体しかもたず、1つのT細胞は1種類のT細胞受容体しかもちません（1対1）。

　これに対してパターン認識受容体の場合には、1つの細胞が多くの種類のパターン認識受容体をもちます（1対多）。特にマクロファージと樹状細胞は量も種類も豊富なパターン認識受容体をもっています。

●認識するものとされるもの

	自然免疫応答における認識	適応免疫応答における認識
認識されるもの（病原体の部分）	病原体関連分子パターン	抗原
認識する主語（受容体）	パターン認識受容体	抗原受容体（T細胞受容体とB細胞受容体）
受容体による認識の仕方	1つのパターン認識受容体は多くの病原体に共通する形を大づかみに認識する（特異性の低い認識）	1つの抗原受容体は個々の病原体の細かい形を厳密に認識する（特異性の高い認識）
認識する主語（細胞）	からだのあらゆる細胞　特にマクロファージと樹状細胞　　　マクロファージ　　樹状細胞	リンパ球　すなわちT細胞とB細胞　　　ヘルパーT細胞　　B細胞
受容体をもつ細胞と受容体の種類との関係	1つの細胞がさまざまな種類のパターン認識受容体をもつ（1対多）	1つのB細胞は1種類のB細胞受容体のみをもつ。1つのT細胞は1種類のT細胞受容体のみをもつ。（1対1）

談話室 病原体の認識―その解明の100年史

　病原体を認識する2種類のアンテナ、すなわち「抗原受容体」と「パターン認識受容体」について簡単にお話ししました。しかしながら「抗原」がリンパ球の「抗原受容体」によって認識されて、やがて「抗体」が発射されるまでの一連のしくみが正確に解明されるには、19世紀末から20世紀末にかけての100年近い年月がかかっています。

　また、意外なことに、「抗原」と「抗体」という用語は、異なる時期に、異なる学者によって生み出されました。

　はじめに生まれた用語は「抗原」ではなく「抗体」です。「抗体」は、1890年にベーリング（Emil von Behring、1854〜1917年）と北里柴三郎（1853〜1931年）によって、病原体の毒素に抵抗する「抗毒素（antitoxin）」として血液から発見されました。その翌年の1891年に「抗体（antibody、ドイツ語でAntikörper）」という用語が、パウル・エールリヒ（Paul Ehrlich、1854〜1915年）の論文のなかではじめて登場します。やがて1899年に「抗体を生み出すもと（*anti*body *gen*erator）」として「抗原（*antigen*）」という用語がLászló Detre（1874〜1939年）によって記載されました。

　このように「抗原」と「抗体」という用語が異なる時期に異なる学者によって生み出されたのに対して、「病原体関連分子パターン」とそれを認識する「パターン認識受容体」という用語は、両方とも「そのようなものがあるに違いない」という"アイデア"としてチャールズ・ジェーンウェイ（Charles Janeway, Jr., 1943〜2003年）によって1989年に生み出されました。やがてその数年後には"実体"としてのパターン認識受容体が同じくジェーンウェイによって突き止められました。これからお話しするのはその"実体"のうちのいくつかです。

（参考）
Eline P. Meulenberg（ed）, Antibodies Applications and New Developments. 2012. p.4.
Cold Spring Harb Symp Quant Biol. 1989；54：1.
Annu Rev Immunol. 2002；20：197.

scene 2.2 3種類のパターン認識受容体

その1. "飛び道具"としてのパターン認識受容体

　パターン認識受容体は3種類あります。1種類目は、細胞外に飛び立って細菌の成分に結合し、攻撃応答を発動させる分子です。

　たとえば、細菌の表面にあるマンノースという糖に結合する、「マンノース結合レクチン」があります。マンノース結合レクチンは、細胞外に分泌されて細菌の表面にあるマンノースに飛びついて、「補体」と呼ばれるタンパク質の集団（p.86）を順序正しく呼び覚まします。そして、最終的にマクロファージなどの貪食細胞の食欲をそそる"ふりかけ"をまぶしたり、細菌に穴を開けます。

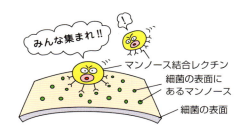

その2. "フォーク"としてのパターン認識受容体

　2種類目のパターン認識受容体は、マクロファージなどの貪食専門の細胞の表面で控えていて、病原体をとらえて細胞内に取り込む分子です。例として、マクロファージ上の「スカベンジャー受容体」があります。スカベンジャー受容体は、それ自体がさまざまな種類がありますが、たとえばCD36と名づけられているスカベンジャー受容体は、マクロファージの"フォーク"として働き、病原体の成分だけでなく、さびついたコレステロールを運ぶタンパク質（酸化リポタンパク質、リポタンパクについてはp.134）をとらえて細胞内に取り込みます。

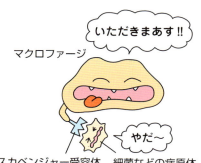

その３．"警報機"としてのパターン認識受容体

　３種類目のパターン認識受容体は、マクロファージなどの貪食細胞に限らずからだのすべての細胞にあって、病原体の侵入を感知すると細胞を活性化する"警報機"としてのパターン認識受容体です。

　ジェーンウェイが「パターン認識受容体」という概念を 1989 年にうちたててから、今世紀初頭にかけて実体として突き止められてきたもののほとんどは、この"警報機"としてのパターン認識受容体です。

　"警報"とは具体的には「みんな！　集まれ！」と、白血球（p.25）を集めて炎症反応を起こす警報であったり、「ウイルスを増殖させるな！」とウイルスに抵抗させる警報です（初期の抗ウイルス応答）。さらには「樹状細胞よ、リンパ節へ走れ！」という警報もあります。これから警報機としてのパターン認識受容体にスポットライトをあてていきましょう。

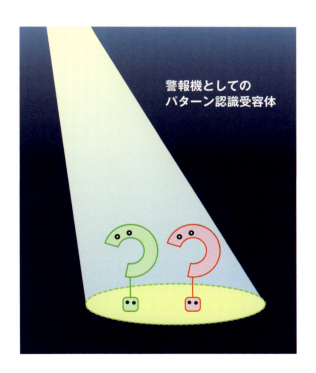

scene 2.3 警報機の3つの設置場所

　細胞からみると、病原体が存在しうる場所は3か所あります。それに応じて、警報機としてのパターン認識受容体も、3つの場所に設置されています。

　第1の設置場所は細胞の表面です。細胞表面に設置された警報機は、細胞外にいる病原体を認識して、細胞を活性化します。活性化した結果、細胞は炎症性サイトカインなどを放出し、仲間の白血球を集めて病原体と戦います（炎症反応、p.20）。

　警報機としてのパターン認識受容体の第2の設置場所は、「エンドソーム」と呼ばれる構造物の膜の上です。エンドソームとは細胞の中にある"胃袋"のような構造物です。マクロファージや樹状細胞が、細胞外のさまざまなものを食べるときには、細胞膜を内側にくぼませて、その細胞膜をくびり切るようにして小胞を作ります。その小胞は、やがてエンドソームと合体することで小胞の内容物がエンドソームに送られ、酸による消化作用を受けます。このときにエンドソームの膜で控えているパターン認識受容体が、中に紛れている病原体の構造パターンを認識します。

　マクロファージや樹状細胞が、飲み込んだものの中にある病原体に気づくのは、まさにこのときです。

　ところで、私たちの胃は体の中にありますが、胃の中は体の"外"と連続した空間です。同じようにエンドソームは細胞の中にありますが、エンドソームの中は細胞の"外"といえる空間です。

　これに対して、細胞膜の内側で、なおかつエンドソームの外側の場所は、細胞の"本当の内部"といえる場所で、「細胞質」といいます。

　警報機としてのパターン認識受容体の第3の設置場所は、この細胞質です。そこで控えるパターン認識受容体は、細胞質に侵入したウイルスなどの病原体の構造パターンを認識します。

　細胞の表面やエンドソームの膜に設置されたパターン認識受容体の例として、さまざまなトル様受容体（Toll-like receptor；TLR）があります。

　また細胞質に設置されたパターン認識受容体の例として、ノッド様受容

免疫劇場　警報器の設置場所
―パターン認識受容体の控え室―

細胞の外

細胞膜

細胞膜ではある種の TLR が控えている（scene 2.4）

細胞質

エンドソームの中

エンドソームの膜

エンドソームの膜では別の TLR が控えている（scene 2.5）

細胞質（細胞膜の内側、エンドソーム膜の外側）では NLR や RLR が控えている（scene 2.5）

TLR：トル様受容体（Toll-like receptor）
NLR：ノッド様受容体（NOD-like receptor）
RLR：リグアイ様受容体（RIG-I-like receptor）

体（NOD-like receptor；NLR）やリグアイ様受容体（RIG-I-like receptor；RLR）があり、いずれも複数の種類があります。

scene 2.4 細胞の表面に設置された警報機

パターン認識受容体が認識する病原体の部分は、多くの病原体に共通する構造パターンというだけではありません。それは、病原体の生存にとってなくてはならない部分であることが多いのです。

細菌の"シャツ"の認識

たとえば、すべての細菌は、「内膜」と呼ばれる細胞膜の上に"シャツ"に相当する丈夫な「細胞壁」をまとっています。細胞壁の成分はペプチドグリカンと呼ばれ、アミノ酸の短い鎖（ペプチド）と糖の長い鎖（グリカン）が織りなす規則正しい網目状の構造パターンをとっています。

ペプチドグリカンは典型的な病原体関連分子パターンであるだけではなく、細菌の生存にとってなくてはならない構造です。それが証拠に、ペニシリンに代表される多くの抗生物質は、ペプチドグリカンの合成を阻害することで殺菌します。細胞壁を合成できなくなった細菌は、周囲の水分が中に入り込んで破裂してしまいます（溶菌）。

細菌のペプチドグリカンは、細胞膜上で控えているTLR2に認識されます。

逆にTLR2は、ほかのTLR（TLR1もしくはTLR6）とペアを組んでペプチドグリカン以外にさまざまなパターンを認識することができます。

細菌の"上着"の認識

ペプチドグリカンを主成分とする細胞壁を細菌の"シャツ"とすれば、"上着"に相当する「外膜」を"シャツ"の上にまとった細菌もいます（グラム陰性菌）。その"上着"の外側の主な成分は「リポ多糖」です。

マクロファージや樹状細胞の細胞膜上で控えているTLR4は、リポ多糖を認識すると、細胞を活性化して警報分子（炎症性サイトカイン、p.20）を放出させ、強い炎症反応を惹起します。

細菌の"しっぽ"の認識

細菌の中には、鞭毛（flagella）という"しっぽ"のような構造を振っ

て泳ぎ回るものがいます。細胞膜上で控えている TLR5 は、鞭毛を作るタンパク質（フラジェリン、flagellin）を認識します。

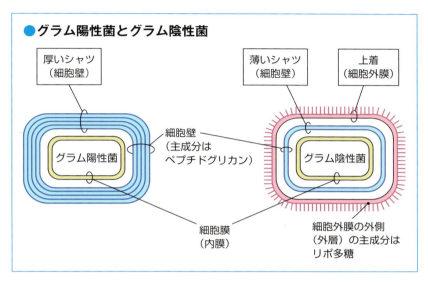

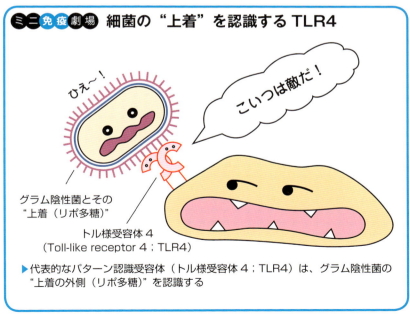

scene 2.5 細胞の内部に設置された警報機

マクロファージや樹状細胞の"胃袋"に相当するエンドソームの膜上で控えているパターン認識受容体（TLR3、7、8、9）は、ウイルスや細菌の遺伝子（p.74）を認識します。

私たちの細胞にも遺伝子がありますが、それは「核」（p.77）という場所にしまわれていて、エンドソームの中には原則的にありません。エンドソームの中の空間は、細胞にとっては外の空間といえるので、「おや？エンドソームの中に遺伝子があるということは、これは外敵のものだな！お前たち、みな白状せよ！」とTLR3、7、8、9が認識します。

マクロファージや樹状細胞に限らず、さまざまな細胞の細胞質で控えているリグアイ様受容体（RLR）は、細胞質に侵入したウイルスに由来するRNA*遺伝子を認識します（記憶術：目には目を、RにはRを）。するとリグアイ様受容体は細胞を活性化し、ウイルスの増殖を阻止（interfere）するサイトカイン（I型インターフェロン、type I interferon）を放出させたり、炎症性サイトカイン（p.20）を放出させます。

このようにして細胞の内外で病原体の侵入を感知したパターン認識受容体は、細胞を活性化してウイルスの増殖に抵抗させたり、炎症反応を発動させます。ウイルスに対する初期の抵抗反応と炎症反応が自然免疫応答の大きな役割です。

自然免疫応答のもう1つの役割は、適応免疫応答の誘導です。病原体の侵入を感知したパターン認識受容体によって活性化した樹状細胞は、リンパ節に駆け込んで適応免疫応答を発動させます（p.26）。パターン認識受容体は、まさしく免疫応答の導火線として働いています。

それにしても、そもそも私たちはなぜ病原体にしかない形のパターンを認識する受容体や、病原体の遺伝子の存在を見破る受容体を、生まれながらにして備えているのでしょうか。それは長い進化の過程で得られたからとしかいいようがありません。その意味でパターン認識受容体は"天与の（innate）"賜物といえるでしょう。

＊RNA　ribonucleic acid

免疫劇場　トル様受容体（TLR）の活躍ぶり

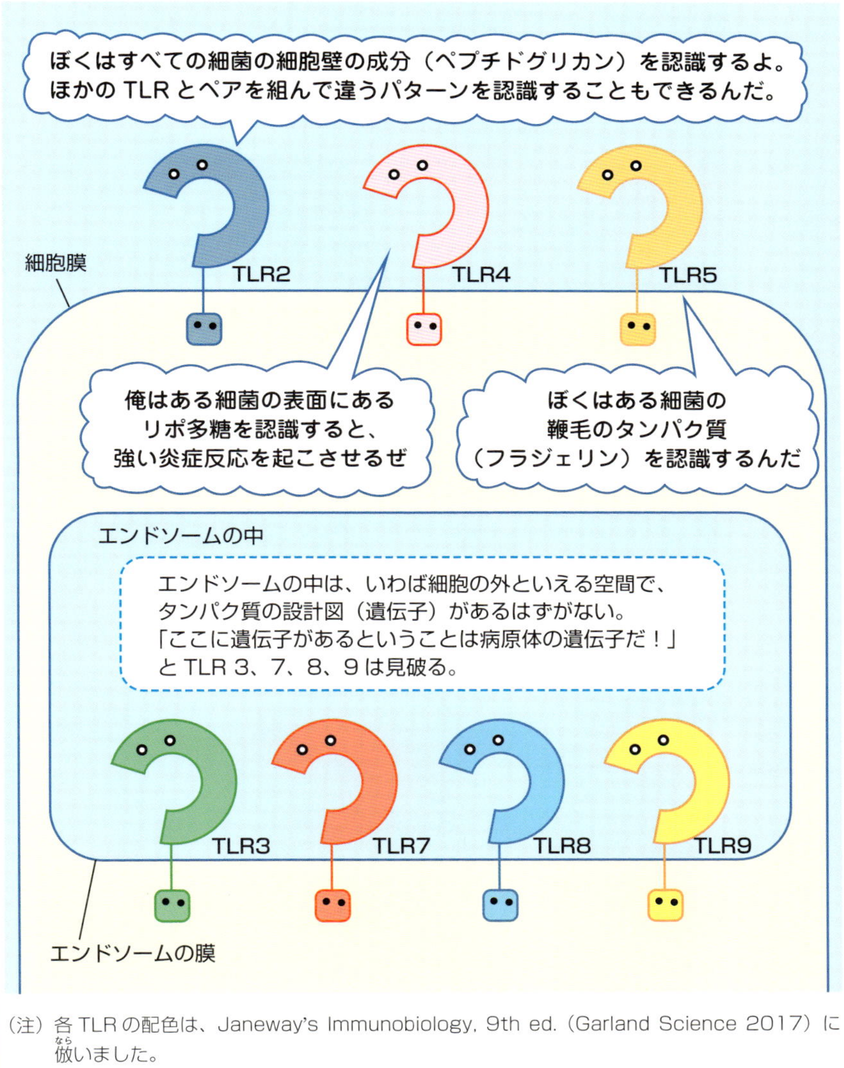

ぼくはすべての細菌の細胞壁の成分（ペプチドグリカン）を認識するよ。
ほかのTLRとペアを組んで違うパターンを認識することもできるんだ。

細胞膜

TLR2　　TLR4　　TLR5

俺はある細菌の表面にある
リポ多糖を認識すると、
強い炎症反応を起こさせるぜ

ぼくはある細菌の
鞭毛のタンパク質
（フラジェリン）を認識するんだ

エンドソームの中

エンドソームの中は、いわば細胞の外といえる空間で、
タンパク質の設計図（遺伝子）があるはずがない。
「ここに遺伝子があるということは病原体の遺伝子だ！」
とTLR 3、7、8、9は見破る。

TLR3　　TLR7　　TLR8　　TLR9

エンドソームの膜

（注）各TLRの配色は、Janeway's Immunobiology, 9th ed.（Garland Science 2017）に倣いました。

秘伝：パターン認識受容体の記憶術

それにしても横文字がたくさんでてきて、なんだか眠くなってきました。マクロファージと樹状細胞と一緒にひと休みしましょう。

樹状細胞　トル様受容体（TLR）やノッド様受容体（NLR）にリグアイ様受容体（RLR）…ぼくたちの秘密道具の名前って、略語ばっかりでうんざりだよなあ。だいたいトルとかノッドとかリグアイって何なのさ。

マクロファージ　"トル（Toll）"の意味はあとで座長さんが教えてくれるって。"ノッド（NOD）"は"nucleotide-binding oligomerization domain"の略で、"リグアイ（RIG-I）"は"retinoic acid-inducible gene I"の略だよ。

樹状細胞　ZZZ〜zzz〜

マクロファージ　ねえ、起きてよ。とってもいい記憶術を考えたんだ。

樹状細胞　ほんと？

マクロファージ　一度しか言わないからよく聞いてね。ぼくたちが大活躍する「自然免疫応答」って、英語では"innate immune response"とか"natural immune response"って言うでしょう？　それでね、"NaTu-RaL"と子音だけ取り出すんだ。ぼくたちが使う代表的なパターン認識受容体NLR、TLR、RLRの頭文字のすべてが入っているよ！

樹状細胞　こりゃあいいや！　ありがとう！

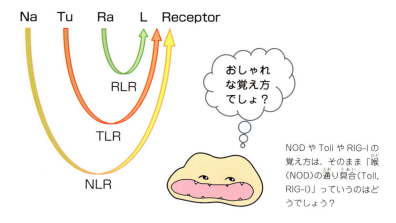

NODやTollやRIG-Iの覚え方は、そのまま「喉(NOD)の通り具合(Toll, RIG-I)」っていうのはどうでしょう？

談話室

背に腹がかえられた？！という話

「背に腹はかえられぬ」という言葉がありますが、1980年代にショウジョウバエの腹に、背中の構造ができてしまう遺伝子変異（背側化変異）が発見されました。ショウジョウバエは果物にたかる小さなハエです。遺伝子とはタンパク質の設計図で、遺伝子が変化することを遺伝子変異と呼びますが、たった1個の遺伝子が変異するだけでこのようなことが起こったわけですから驚くべきことでした。この発見にたずさわった学者の1人が"Das war ja toll！"と思わずコメントした、というのが"Toll遺伝子"の由来と伝えられています。ドイツ語のこのコメントを、英語で"That was weird！"（あれは見苦しかった！）と翻訳した論説があります[1]。

しかしながら、"Toll遺伝子"を「見苦しい遺伝子」と呼ぶことには抵抗感があります。ましてや、免疫応答の導火線というべき"Toll様受容体"に「見苦しい」というニュアンスは似合いません。

"toll！"には「すごい！」という意味もあり、発見者も「何だかすごい変異だな！」という意味で、"Das war ja toll！"と言ったのではないでしょうか。そのToll分子の遺伝子にそっくりで、それに勝るとも劣らず「すごい」分子、それが"Toll様受容体"です。

なお、Toll様受容体は、ヒトでは10種類が報告されていますが、ムラサキウニというウニでは、200種類以上ものToll様受容体の遺伝子が見つかっています[2]。これらの遺伝子の機能を1つ1つ調べていくのは気の遠くなるような作業で、事実上は不可能に近いかもしれません。ただ、「200種類以上」という数は私たちの想像力をかきたてます。ウニには適応免疫応答がない分、自然免疫応答が頑張っているのでしょうか。それともウニの自然免疫応答は、病原体に共通する数少ない構造パターンだけでなく、まだ出会ったことのない未知の構造にも対応しようとしているのでしょうか[3]。私たちの適応免疫応答が、未知の病原体にも対応できるしくみについては第4幕でお話しします。

[1] Arterioscler Thromb Vasc Biol. 2005；25：1085.
[2] Dev Biol. 2006；300：349.
[3] フィリップ・クリルスキー．免疫の科学論、矢倉英隆訳、みすず書房、2018、p.57.

第2幕のまとめ

●適応免疫応答におけるアンテナ：抗原受容体
- リンパ球（T細胞とB細胞）の表面にある
- 抗原を厳密に認識する（特異性の高い認識）
- 1つのT（B）細胞は1種類のT（B）細胞受容体をもつ（1対1）

●自然免疫応答におけるアンテナ：パターン認識受容体
- すべての細胞の内外で働く（特にマクロファージと樹状細胞が豊富な種類と量のパターン認識受容体をもつ）
- 多くの病原体に共通するパターン（病原体関連分子パターン）を大づかみに認識する（特異性の低い認識）
- 1つの細胞が多くの種類のパターン認識受容体をもつ（1対 多）

●3種類のパターン認識受容体
- 細胞の外に飛び立ち、細菌に結合して攻撃応答を発動させる
    （例：マンノース結合レクチン）
- 貪食専門細胞の表面で控え、病原体をとらえて貪食を進める
    （例：マクロファージ上のスカベンジャー受容体）
- すべての細胞の表面、エンドソームの膜、細胞質で控え、病原体を認識すると細胞を活性化する警報機として働く
    （例：トル様受容体、ノッド様受容体、リグアイ様受容体）

●病原体を感知したパターン認識受容体が発動させる応答
- 炎症性サイトカインを産生させ、炎症反応を惹起する
- ウイルスに抵抗するサイトカイン（I型インターフェロン）を産生させ、ウイルスに対する初期の抵抗をする
- 樹状細胞を活性化させる。活性化した樹状細胞はリンパ節に駆け込み、抗原に特異的なナイーブヘルパーT細胞をエフェクターヘルパーT細胞へと活性化する（適応免疫応答の発動）

第3幕 「私」が「私」でなくなる？！

ウイルスと戦う作戦

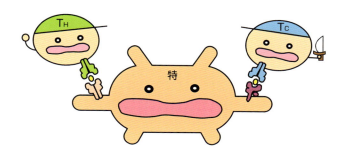

第1幕では、免疫応答の"基本骨格"もしくは"主題"として、細菌に感染されたときの応答をみてきました。第3幕では免疫応答の"変奏"として、ウイルスに対する応答を観劇したいと思います。

「ハシカのウイルスに対して抗体ができた」と、日常会話でもよく聞かれるように、ウイルスに対しても抗体ができます。

しかし、ウイルスに対して抗体が役立つのは、ウイルスが細胞の外にいるときだけです。細胞の中にもぐり込んだウイルスに対しては抗体が届かないため、別の作戦をとらなければなりません。

その作戦とは、ウイルスが入り込んだ細胞を「私の細胞」ではなくしてしまう、という思い切った作戦です。では「私の細胞」とはそもそも何なのでしょうか。第3幕ではその謎が明らかになります。

scene 3.1 「私」を証明するリボン ―クラスⅠMHC分子

「私のからだ」── 1個から37兆個へ

　私たちヒトのからだは、およそ37兆個の細胞でできていると見積もられています（Ann Hum Biol. 2013；40：463.）。これら無数ともいえる細胞も、もともとはたった1個の受精卵から生まれたものです。すなわち、受精卵は分裂して2倍2倍に増えることをくり返します（増殖）。そして、それぞれの細胞はだんだんと性質を変えていきます（分化）。やがて皮膚の細胞や筋肉の細胞や肝臓の細胞など、さまざまな形や働きをもつ細胞たちができていきます。

「私の細胞」であることを証明するリボン

　1個の受精卵から生まれたおよそ37兆個の細胞たち。その形や働きはそれぞれ違っても、「私のからだ」の細胞はどれも「私の細胞」です。細胞はそのことを証明する目印を表面にかざしています。それは「クラスⅠMHC分子」と呼ばれる、リボンのような形をしたタンパク質です（p.59）。

　指紋が1人1人異なるように、クラスⅠMHC分子の立体的な形は1人1人で異なっています。また、クラスⅠMHC分子の"くぼみ"には、「私の細胞」が作ったタンパク質の断片（ペプチド）がのっています。「私のクラスⅠMHC分子」と「私のペプチド」がワンセットとなって、「私の細胞」であることの目印となります。

　ここで、もし「私のからだ」の中に形が異なるクラスⅠMHC分子をもつ細胞がいたら、それは「非自己の細胞だ！」とある細胞に認識されて、排除されてしまいます。それは、細胞傷害性T細胞（cytotoxic T cell；Tc）と呼ばれる細胞です。同じT細胞でもヘルパーT細胞は、B細胞やマクロファージなどの実働部隊の働きを助ける指揮官でした。一方、細胞傷害性T細胞は、自らが実働部隊として働く細胞です。他人の臓器を移植したときに拒絶反応が起こるのも、形が異なるクラスⅠMHC分子をもった細胞たちを細胞傷害性T細胞が認識して排除するからです。

免疫劇場 「私」を証明するリボン―クラスⅠMHC分子

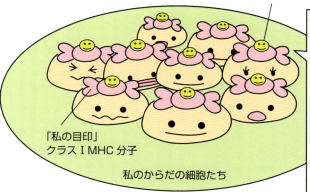

「私の細胞」が作ったタンパク質の断片（ペプチド）

「私の目印」クラスⅠMHC分子

私のからだの細胞たち

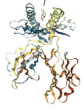

「私の細胞」が作ったタンパク質の断片（ペプチド）

「私のペプチド」をのせた「私のクラスⅠMHC分子」の立体構造（PDBID：1M60）

▶「私のからだ」の細胞は、みな同じリボン（クラスⅠMHC分子）をかざしています。このリボンのくぼみには「私の細胞」が作ったタンパク質の断片（ペプチド）がのっています。「私のクラスⅠMHC分子」と、その上にのっている「私のペプチド」がワンセットとなって「私の細胞」であることの証明になります。

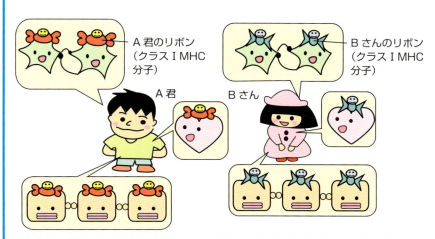

▶からだの細胞の大きさや形はいろいろですが、1人のからだの中で、リボン（クラスⅠMHC分子）の形はすべて同じです。しかし、A君とBさんのリボンの形は違います。

scene 3.2 「私」が「私」でなくなった！

　「私のからだ」の細胞は、みな「私」の目印をもった細胞たちである、という話をしました。ところが、もともと「私の細胞」であっても、カゼのウイルスなどの病原体（非自己）が細胞の中に感染してしまうと、その細胞は、もはや「私の細胞」ではなくなってしまいます。

　どういうことかというと、ウイルスに感染した細胞は、「私のクラス I MHC 分子」にウイルスに由来するタンパク質の断片（ペプチド）を新たにはめ込んで細胞の表面にかざします。「私のペプチド」をのせた「私のクラス I MHC 分子」は「私の目印」でしたが、「私」ではない「ウイルス」のペプチドをのせた「私のクラス I MHC 分子」は、もはや「私の目印」ではなくなってしまうのです。この現象を「自己の非自己化」といいます。なんだか禅問答のようですが、「非自己化した自己」は原語では"altered self"と表現されます。

　こうして「私の細胞」ではなくなってしまったウイルス感染細胞は、「非自己の細胞」を排除する細胞傷害性 T 細胞によって処理されるのを待ちます。

　しかしながら、まだこの段階では細胞傷害性 T 細胞はまだ眠ったままです。別の種類の細胞たちが目覚めさせないと、彼は仕事人として働くことができないのです。また、そもそも彼の居場所はリンパ節や血液の中なので、ウイルス感染細胞の近くにいるとは限りません。

ミニまとめ　クラス I MHC 分子と「自己」／「非自己」

- 「自己」のクラス I MHC 分子 ＋「自己」のペプチド
  → 「自己」の目印となる（免疫学的「自己」の基礎）
- 「非自己」のクラス I MHC 分子
  → どのようなペプチドがのっていても「非自己」の目印となる
  （移植された臓器の拒絶反応の基礎）
- 「自己」のクラス I MHC 分子 ＋「非自己」のペプチド
  → 「非自己化した自己（altered self）」の目印となる
  （細胞内にウイルスが感染したときの免疫応答の基礎）

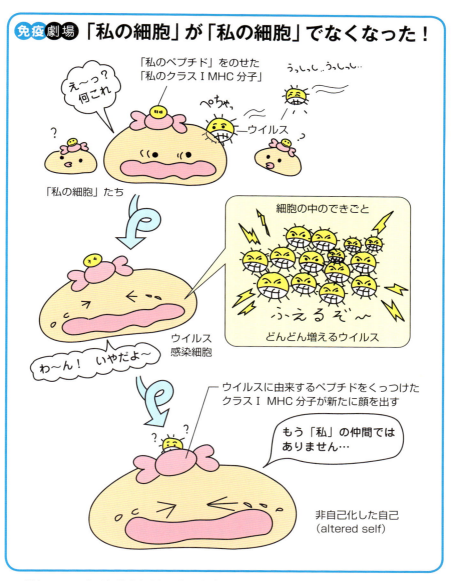

（注）MHC は主要組織適合遺伝子複合体（major histocompatibility complex）の略です。MHC はクラス I、クラス II、クラス III の 3 つに分類されます。クラス I MHC 分子は、他人（非自己）の臓器を移植したときに拒絶される主要なターゲットとなります。クラス I MHC 分子はからだのほとんどの細胞の表面にありますが、赤血球のように表面にクラス I MHC 分子をもたない細胞もあります。ですから、他人の赤血球を輸血しても血液型さえ合えば原則的には拒絶されません。

scene 3.3 "特殊な樹状細胞"の登場
──クロスプレゼンテーション

　これまで「私」と「私ではないもの」の話をしてきましたが、「私ではない細胞」を傷害する細胞傷害性T細胞は、どのようにして自分の役割に目覚めるのでしょうか。

　ここで登場するのは、ある特殊な樹状細胞です。彼はウイルスとの戦いにおいてとても大切な仕事をします。彼の名はcDC1（classical dendritic cell 1）といいますが、ここでは簡単に"特殊な樹状細胞"と呼んでおきましょう。

　この"特殊な樹状細胞"は、ウイルスをまるごと外から飲み込んで、細胞の"胃袋"に相当するエンドソームに送ります（p.46）。そして、エンドソームの膜で控えているパターン認識受容体でウイルスの侵入を感知すると、興奮してリンパ節に駆け込みます（p.24）。ここまでは第1幕でみてきた通常の樹状細胞と同じ行動です。

　"特殊"なのは、抗原を断片化して、細胞の表面に提示する道筋（抗原提示のルート）です。その特殊な抗原提示のルートをみる前に、抗原を提示する通常のルートからみていきましょう。

抗原提示の通常ルート

細胞内（細胞質）の抗原をクラスI MHC分子にのせ、細胞外の抗原をクラスII MHC分子にのせる

　第1幕の扉で、病原体の感染の仕方は細胞内（細胞質）に感染する方法と細胞外に感染する方法の2通りがあるという話をしました（p.15）。ところでリンパ球（T細胞とB細胞）が認識する病原体の部分を「抗原」といいますが（p.25、40）、抗原も病原体と同じく細胞内に由来するものと、細胞外に由来するものとに分けることができます。そして、細胞内（細胞質）に由来する抗原は、断片化されてクラスI MHC分子にのせられて、細胞傷害性T細胞に提示されます。一方、細胞外に由来する抗原は、断片化されてクラスII MHC分子にのせられて、ヘルパーT細胞に提示されます。

　以上の2つの経路が抗原提示の通常のルートです。

抗原提示の特殊ルート

細胞外の抗原をクラスⅠMHC分子にのせる―クロスプレゼンテーション

さて、先ほど紹介した"特殊な樹状細胞"はどのように"特殊なこと"をするのでしょうか。彼も通常の樹状細胞と同じように、細胞の外からウイルスを飲み込んで、断片化してクラスⅡMHC分子にのせます（通常ルートの抗原提示）。さらに彼は、細胞の外から飲み込んだウイルスの抗原を、断片化してクラスⅠMHC分子の上にものせるのです（特殊ルートの抗原提示）。このような特殊ルートの抗原提示を「クロスプレゼンテーション」といいます*。

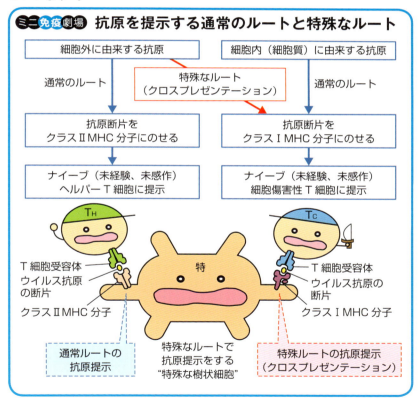

* 「クロス（cross）」には国境やゴールのラインなどを「越える」という意味があります。「クロスプレゼンテーション」にも抗原を提示する相手の違いを「越えて」提示するという意味合いが込められています。

scene 3.4 "特殊な樹状細胞"がT細胞どうしの仲人となる

さて、リンパ節に駆け込んだ"特殊な樹状細胞"がT細胞を目覚めさせる場面にいよいよさしかかりました。この樹状細胞はヘルパーT細胞だけでなく、細胞傷害性T細胞をも目覚めさせます。

"特殊な樹状細胞"は、通常ルートの抗原提示によって、クラスⅡMHC分子に抗原断片をのせて、ナイーブ（未経験、未感作）ヘルパーT細胞に提示します。抗原を認識して興奮したナイーブヘルパーT細胞は、増殖してエフェクター（仕事人）ヘルパーT細胞となります（p.26）。

同じ"特殊な樹状細胞"は、特殊ルートの抗原提示（クロスプレゼンテーション）によって、クラスⅠMHC分子にウイルスの抗原断片をのせて、今度はナイーブ細胞傷害性T細胞に提示します。

"特殊な樹状細胞"によるクロスプレゼンテーションと、いま発動したばかりのエフェクターヘルパーT細胞の両者からの刺激を受けて、ナイーブ細胞傷害性T細胞は、目覚めて増殖します。そしてエフェクター細胞傷害性T細胞となってリンパ節から出馬します。

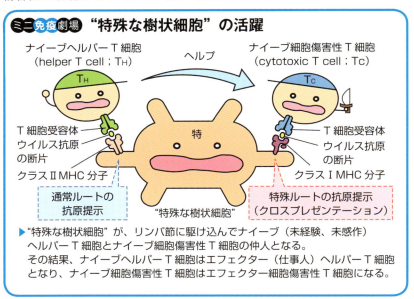

ミニ免疫劇場 "特殊な樹状細胞"の活躍

▶"特殊な樹状細胞"が、リンパ節に駆け込んでナイーブ（未経験、未感作）ヘルパーT細胞とナイーブ細胞傷害性T細胞の仲人となる。
その結果、ナイーブヘルパーT細胞はエフェクター（仕事人）ヘルパーT細胞となり、ナイーブ細胞傷害性T細胞はエフェクター細胞傷害性T細胞になる。

scene 3.5 ウイルス感染の場で

エフェクター細胞傷害性T細胞の働き

　ウイルス感染の起こった場では、ウイルスに感染した細胞自身がさまざまなサイトカインを出しています。そのなかには炎症性サイトカインやケモカインもあるので、援軍となる白血球を呼び寄せています。その呼び声を聞き、エフェクター細胞傷害性T細胞もウイルスに感染した細胞の場所に駆けつけます。そして、感染細胞のクラスI MHC分子上に提示されているウイルス由来の抗原断片を再び認識すると、その細胞を傷害して排除します。

B細胞による援護射撃

　一部のエフェクターヘルパーT細胞はリンパ節に残り、鉄砲隊のB細胞を刺激して抗体を発射させます（p.30）。

　こうしてウイルスに感染した細胞は細胞傷害性T細胞によって傷害され、逃げ惑うウイルスたちは抗体にとらえられるのでした。カゼをはじめとするウイルス感染が治るまでの数日間、これだけ複雑なドラマが繰り広げられていたのです。

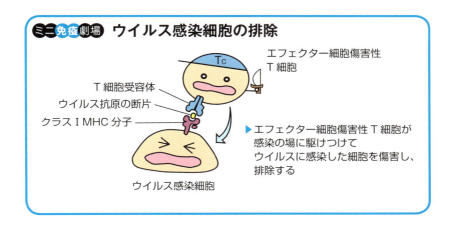

ミニ免疫劇場　ウイルス感染細胞の排除

▶エフェクター細胞傷害性T細胞が感染の場に駆けつけてウイルスに感染した細胞を傷害し、排除する

第3幕のまとめ

●ウイルスに対する免疫応答

数時間

**ウイルス感染の場（前半戦）
自然免疫応答の発動**

・食べたり飲んだりしたものの中にウイルスの存在に気づいた"特殊な樹状細胞"は、興奮してリンパ節に駆け込む

・ウイルス感染細胞は、I型インターフェロン（p.50）を出してウイルスの増殖を阻止しつつ、炎症性サイトカインやケモカインを出して援軍を呼ぶ（p.20）

数日間

**ウイルス感染の場（後半戦）
適応免疫応答の主役と
自然免疫応答の主役の共同作業**

・ウイルス感染細胞はエフェクター細胞傷害性T細胞によって傷害される

・逃げ惑うウイルスは抗体にとらえられて活力を失う

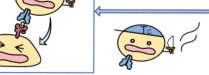

時間軸

ウイルスの存在に気づいた
"特殊な樹状細胞"が
リンパ節などの末梢リンパ器官に駆け込む

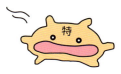

リンパ節などの末梢リンパ器官
適応免疫応答の発動

・"特殊な樹状細胞"はクラスⅡMHC分子に抗原断片をのせて
　ナイーブ（未経験、未感作）ヘルパーT細胞に提示して、エフェクター
　ヘルパーT細胞にする（通常ルートの抗原提示）

・同じ"特殊な樹状細胞"はクラスⅠMHC分子に抗原断片をのせて
　ナイーブ細胞傷害性T細胞に提示する（特殊ルートの抗原提示：
　クロスプレゼンテーション）

・"特殊な樹状細胞"によるクロスプレゼンテーションとエフェクター
　ヘルパーT細胞によるヘルプを受けて、ナイーブ細胞傷害性T細胞は
　エフェクター細胞傷害性T細胞となる

・エフェクターヘルパーT細胞の
　一部はリンパ節にとどまり、同じ
　ウイルスを認識するB細胞を活性
　化して抗体を発射させる

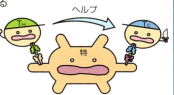

エフェクター細胞傷害性T細胞が血流に
乗って病原体感染の場に出馬する。
抗体も血流に乗って
病原体感染の場に届けられる。

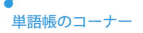

クロスプレゼンテーション

単語帳のコーナー

「クロスプレゼンテーション」は難解な専門用語の1つですが、その意味を深く考えたいと思います。

● クロスリアクション（cross reaction）の意味

よく似た用語で「クロスリアクション（cross reaction）」という用語から検討しましょう。ある専門用語を勉強する時は、その用語の主語が何かを明確にすると理解が深まります。「クロスリアクション」という用語の主語は抗体です。抗体は自分を生み出した抗原に結合し、それ以外の抗原には結合しないのが通常です。ところが、抗体が通常と異なる反応をすることがあります。すなわち、抗体が自分を生み出した抗原とは異なる抗原と結合することがあります。抗体が通常反応すべき抗原と異なる抗原と結合するということは、抗体が反応すべき抗原の違いを越えて（cross）反応する（react）ということです。これがクロスリアクション（cross reaction）の意味です。

● クロスプレゼンテーション（cross presentation）の意味

次に「クロスプレゼンテーション」の意味を考えましょう。この用語の主語は抗原提示細胞です。より正確にいえば第3幕の主役である"特殊な樹状細胞"です。"特殊な樹状細胞"は、細胞外に由来する抗原の断片をクラスⅡMHC分子にのせて、ナイーブヘルパーT細胞に提示します（通常ルートの抗原提示）。それと同時に細胞外に由来する抗原の断片をクラスⅠMHC分子にも結合させて、ナイーブ細胞傷害性T細胞に提示します（特殊ルートの抗原提示）。ここで越えている（cross）のは、抗原断片をのせるMHC分子の違い（クラスⅠとクラスⅡの違い）です。それと同時に、抗原断片を提示する相手の違い（細胞傷害性T細胞かヘルパーT細胞かの違い）でもあります。抗原をのせるMHC分子の違い、および抗原を提示する相手の違いを越えて（cross）抗原を提示する（present）、これがクロスプレゼンテーション（cross presentation）です。

第2部
「自己」と「非自己」のからくり

B 細 胞 と T 細 胞 の 秘 密

　第1部では、病原体と戦う免疫応答の基本的な流れを観劇してきました。第2部では、病原体をひろく「自分でないもの（非自己）」としてとらえ、「自己と非自己の問題」という、免疫学が取り組んでいる最大のテーマを取り上げます。

　適応免疫応答の主役であるリンパ球が、無数ともいえる「非自己」を相手にそれぞれ識別して戦うことができるのはなぜでしょうか。この謎は第4幕で解き明かされます。

　また、免疫の「免疫」たるゆえん、すなわち同じ病原体に二度かかりにくいのはなぜでしょうか。この問題はまだ完全には解明されていませんが、第5幕でその1つの種明かしをします。

　そして、どうして免疫は「自分自身（自己）」を攻撃しないのでしょうか。この問題をめぐっては、第6幕から7幕にわたってちょっと過激な劇が展開されます。

　なぜかお寿司が好きなB細胞や、T細胞を教育する強面の先生、そしてグレたヘルパーT細胞などの楽しいキャラクターたちといっしょに、これらの謎を考えていくことにしましょう。

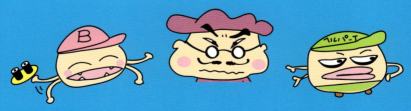

談話室 ☕

T細胞やマクロファージが自律神経から指令を受ける？

　今世紀に入り、脳神経細胞と免疫担当細胞とが交流する様子が次第に明らかになってきました。なかでも自律神経と免疫担当細胞との関係が注目されています。自律神経とは、胃腸の動きや血圧などを調節する神経で、私たちの意思とは無関係（自律的）に働いています。自律神経には交感神経と副交感神経の2種類があり、両者の働きで臓器や血管の動きが調節されています。

　適応免疫応答が発動する末梢（二次）リンパ器官の代表がリンパ節ですが、リンパ節にも自律神経が分布しています。より正確にいうと、リンパ節の中でT細胞がおもに駐屯する場所に交感神経の枝が伸びています。そして、交感神経からリンパ節に向かって信号物質（ノルアドレナリン）が放出されると、これを受け止めたT細胞が、リンパ節から抜け出しにくくなります。

　一般的に、私たちの心身にストレスがかかると、これに抵抗するべく交感神経が活発に働きます。ここで、慢性的にストレスがかかると交感神経が長時間過剰に働くことになります。すると、いざ病原体と戦うべき時であっても、T細胞がリンパ節から出馬しにくくなります。これが「ストレスが免疫力を下げる」しくみの1つとして考えられています[*1]。

　第2の末梢リンパ器官として「脾臓」があります。脾臓には副交感神経の代表である「迷走神経」の枝が伸びています。脾臓にはマクロファージがたくさん滞在していますが、脾臓のマクロファージが興奮して炎症性サイトカイン（p.20）を産生すると、その刺激が迷走神経の枝へ伝わります。その信号は、いったん脳に持ち帰られ、そして脳の中で信号処理がなされた後に、再び脾臓に向かう迷走神経の枝が、マクロファージの興奮を鎮める信号を届けます[*2]。脾臓のマクロファージが、一見何の関係もなさそうな脳から遠隔操作で指令を受けるというのも興味深い話です。

　第3の末梢リンパ器官として、腸管や気道の粘膜にある「粘膜関連リンパ器官」があります。腸と神経との関係を論じた『腸は考える』という名著がありますが[*3]、腸と免疫と神経との関係は今後開拓されるべき一大分野です。

[*1] J. Exp. Med. 2014；211：2583.　[*2] Nat Rev Immunol. 2009；9：418.
[*3] 藤田恒夫、1991年、腸は考える、岩波新書.

第4幕 私の敵は数え切れない

遺伝子の切り貼りという離れわざ

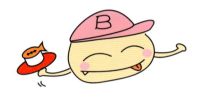

第1幕では、B細胞が「抗体」という飛び道具を発射して、からだに入ってきた病原体を攻撃する場面がありました。この抗体は、もともとは「B細胞受容体」としてB細胞の表面にあり、やってくる異物を認識するためのアンテナの役割を果たしていました。

1つ1つのB細胞は、それぞれ1種類のアンテナ分子（B細胞受容体、抗体）をもっています。そして、1つ1つのアンテナ分子がつかまえられる異物の種類は非常に限られています。アンテナ分子が異物をつかまえることができるのは、アンテナ分子の形と異物の形とがぴたっとかみ合ったときだけだからです。

ところが、私たちのからだの中は、少なく見積もっても1千万から億単位の種類の異物の形に対応できると計算されています。ということは、それだけ無数ともいえる種類のアンテナ分子をB細胞たちが用意しているということになります。

どうしてそのようなことができるのでしょうか。第4幕ではその秘密が明らかになります。主役はB細胞です。

scene 4.1 いきなりひと休み —寿司屋へ

　第4幕では、B細胞にスポットライトをあてていきます。B細胞は、無数ともいえる種類のアンテナ分子（B細胞受容体、抗体）を作り、どんな種類の異物が体内に入ってきてもそれを認識できるようになっています。しかし、無数の種類のアンテナ分子を作るという離れわざは、どのようにして行われるのでしょうか。ちょっとその様子をみてみましょう。

　と、思いましたが、B細胞たちは休憩時間に回転寿司屋に行ってしまったようです。私たちもちょっとひと休みして、その回転寿司屋へ行ってみましょう。

　なんと、彼らがごちそうしてくれるそうです。ただし条件があります。「500円の寿司を1つ、300円の寿司を1つ、100円の寿司を1つ選びなよ」というのです。たったの3つしか食べられないのも寂しい話ですが、ごちそうになるので、ぜいたくはいえません。

　さて、どう選びましょうか。寿司ネタの種類によっていろいろな組み合わせができますね。この組み合わせの仕方が、実はB細胞のアンテナ分子を作る際に、無数のアンテナ分子を生み出す秘密ともいえます。

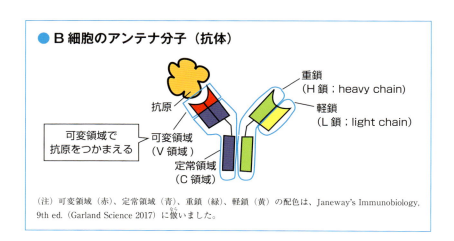

● B細胞のアンテナ分子（抗体）

（注）可変領域（赤）、定常領域（青）、重鎖（緑）、軽鎖（黄）の配色は、Janeway's Immunobiology, 9th ed.（Garland Science 2017）に倣いました。

免疫劇場 回転寿司屋で

▶500円の寿司を1つ、300円の寿司を1つ、100円の寿司を1つ、選んでみましょう

500円 300円 100円

500円 300円 100円

ぼくはこれ
これも

500円 300円 100円

おいらはこれ
これも

次はこれ

いただきま～す

▶このお寿司の選び方（組み合わせの仕方）が、B細胞のアンテナ分子の作り方と似ています

scene 4.2 設計図を切り貼りしてアンテナを作る

　回転寿司屋から出ようとしないB細胞たちを残し、劇の続きをみることにしましょう。

　1つ1つのB細胞は、それぞれが1種類のアンテナ分子、すなわちB細胞受容体を作り、後にこれを抗体として発射（分泌）します。

　B細胞受容体（抗体）は、2本の長いタンパク質（重鎖、heavy chain、H鎖）と2本の短いタンパク質（軽鎖、light chain、L鎖）でできています。H鎖とL鎖で作られる先端の部分は、それぞれの抗体で形が異なり、可変領域（V領域、Vは可変という意味の英語"variable"の頭文字）といいます（p.70）。B細胞受容体（抗体）はこの可変領域で異物をつかまえます。

　さて、タンパク質は遺伝子という設計図をもとに作られます。抗体が作られるときは、設計図の中から好きなパーツを選んで切り貼りするということが行われます。

　H鎖の可変領域の設計図（遺伝子）は、V遺伝子、D遺伝子、J遺伝子という3つの遺伝子断片をつなげてできます。

　たとえば、あるB細胞は、V遺伝子断片群から1つ、D遺伝子断片群から1つ、J遺伝子断片群から1つ、とランダムに選んでそれらをつなぎ合わせます。

　また別のB細胞は、先ほどのB細胞と異なるやり方でV遺伝子断片群から1つ、D遺伝子断片群から1つ、J遺伝子断片群から1つ選んで切り貼りしてH鎖の可変領域を作ります。

　そしてその組み合わせ方は、それぞれのB細胞によってさまざまなのです。

　ここでV遺伝子断片を500円寿司、D遺伝子断片を300円寿司、J遺伝子断片を100円寿司と考えてみましょう。先ほどの回転寿司の話に似ていると思いませんか。

　V遺伝子断片の数は正確にはわかっていませんが、ヒトでは約40個と数えられています。また、D遺伝子は20数個、J遺伝子は6個と見積もられています（ヒトの場合）。ですから、V遺伝子断片－D遺伝子断片－

J遺伝子断片の組み合わせだけで数千通りの遺伝子が作り出される計算になります。L鎖でも同様のことが起こり、H鎖とL鎖を組み合わせると100万種類以上の多様性が生み出されます*。

B細胞はこのようにして事実上無数といえる種類の抗体を作ります。

B細胞のことばかり話してきましたが、実は、T細胞も同じように設計図の切り貼りをすることによって、無数の種類のアンテナ（T細胞受容体）を作ります。このような設計図の切り貼りを「遺伝子の再編成」といいます。利根川進博士による発見です。

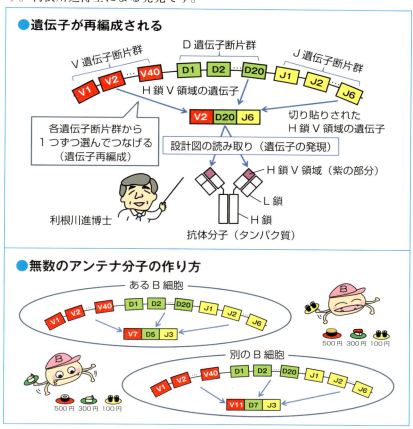

* さらに抗体遺伝子の場合には、V遺伝子とD遺伝子とJ遺伝子をつなげるときに新しい小分子（ヌクレオチド）がつけ加わったり、逆に抜けたりするので、億単位の種類の抗体分子が作られます。なお、V遺伝子（赤）、D遺伝子（緑）、J遺伝子（黄）の配色はJaneway's Immunobiology, 9th ed.（Garland Science 2017）に倣いました。

scene 4.3 遺伝子とは何か？

いま、無数の種類の受容体分子を作るのに、B細胞やT細胞たちが、受容体分子の設計図（すなわち遺伝子）を切り貼りする離れわざをみてきました。

ところで、みなさんは「遺伝」や「遺伝子」と聞くとどのようなイメージをもつでしょうか。

「むずかしくてよくわかりません」、「遺伝は運命みたいなもので変えられないのでしょう？」、「なんとなく暗いイメージがあります」という声を聞くことがあります。

しかしながら、「遺伝子」をむずかしく考える必要はありません。生命活動の多くは、酵素や受容体といったさまざまなタンパク質たちによって営まれています。そして、遺伝子にはタンパク質の組み立て方が書かれています。「遺伝子はタンパク質を作るための設計図」というだけのことです。

それではここで、免疫の話から少し離れて、遺伝子の話をしたいと思います。まず、遺伝子はDNAや染色体やゲノムといったよく似た物質とどのように違うのでしょうか。

DNA、遺伝子、染色体、ゲノムの違い

DNAはデオキシリボ核酸（deoxyribonucleic acid）の略で、A、G、C、Tと省略される小分子（ヌクレオチド）をつなげてできたひも状の分子です[*1]。

遺伝子はDNAの中でタンパク質を設計する情報をもった部分です。DNAを"テープ"に見立てれば、遺伝子は情報をもつ部分、すなわち"録音された部分"に相当します。

"テープ"のようなDNAをコンパクトに巻いてタンパク質で保護したもの、すなわち"カセットテープ"に相当するものが染色体です。

そして、カセットテープ1巻、2巻、……（染色体1番、2番、……）その全体を合わせたものがゲノムです[*2]。

免疫劇場 DNAがテープなら、染色体はカセットテープ

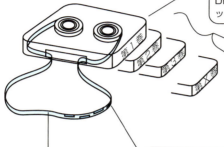

染色体→カセットテープ
DNAをコンパクトにまとめて保護したもの。
DNAがテープなら、染色体はカセットテープ。

ゲノム
→カセットテープの集合
染色体1番、染色体2番、……、その全体がゲノム。
カセットテープ1巻、カセットテープ2巻、……の全体にあたるもの。

遺伝子→録音された部分

A-T-A-T-A-T-G-C-C-C-G-A-A-T-G-A-A-T-A-T
｜｜｜｜｜｜｜｜｜｜｜｜｜｜｜｜｜｜｜
T-A-T-A-T-A-C-G-G-G-C-T-T-A-C-T-T-A-T-A

DNAの中で、タンパク質の設計情報をもつ部分。
テープでたとえれば録音された部分。

DNA→テープ

A-T-A-T-A-T-G-C-C-C-G-A-A-T-G-A-A-T-A-T
｜｜｜｜｜｜｜｜｜｜｜｜｜｜｜｜｜｜｜
T-A-T-A-T-A-C-G-G-G-C-T-T-A-C-T-T-A-T-A

A、G、C、Tと省略される小分子（ヌクレオチド）をつなげてできたひも状の分子。
AとT、GとCはお互いに引き寄せあうので、DNAは2本の鎖が引き寄せあった形で存在する。
（実際のDNAの立体構造は、平面ではなく二重らせん状になっている）

＊1　A、G、C、Tはそれぞれアデノシンリン酸、グアノシンリン酸、シチジンリン酸、チミジンリン酸を略したものです。
＊2　"-ome"には「総体」という意味があります。遺伝子（gene）の総体（-ome）がゲノム（genome）というわけです。ちなみにタンパク質（protein）の総体（-ome）がプロテオーム（proteome）です。

タンパク質の設計情報

　では遺伝子はどのようにタンパク質の設計情報を担うのでしょうか。タンパク質はアミノ酸という材料分子を1列につなげてできた分子です。遺伝子もヌクレオチドを1列につなげてできた分子ですが、ヌクレオチドの3文字の並びがワンセットとなって1つのアミノ酸に変えられることで、タンパク質が作られていきます。

　たとえば、-A-T-G-C-C-C-G-A-A-T-G-A-、というヌクレオチドの並びがあるとしましょう。

　「-A-T-G-」という3文字の並び（トリプレット）は、タンパク質合成開始の合図となると同時に、メチオニンというアミノ酸に変えられます。「-C-C-C-」という3文字の並びはプロリンというアミノ酸に、「-G-A-A-」という3文字の並びはグルタミン酸というアミノ酸に変えられます。そして「-T-G-A-」という3文字の並びはタンパク質合成終了の合図となります。つまり先ほどの、

-A-T-G-C-C-C-G-A-A-T-G-A-

という文字の並びは、メチオニン―プロリン―グルタミン酸というアミノ酸の並び、すなわちタンパク質に変換されます。

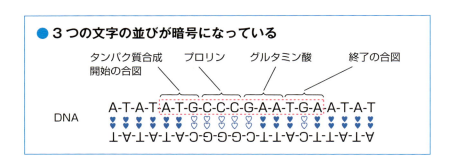

●3つの文字の並びが暗号になっている

scene 4.4 遺伝子はどこにあるのか

　いまの話で、遺伝子がなぜタンパク質の設計情報といわれるのかわかっていただけたかと思います。では、実際にからだの中でタンパク質はどのようにして作られていくのでしょうか。

　遺伝子は、細胞の中の「核*」と呼ばれる"図書館"のような場所に保存されています。録音部分である設計情報（遺伝子）はヒトでは2万数千個と数えられていますが、そのすべてが利用されているわけではありません。たとえば目の細胞は、筋肉が運動するために使うタンパク質の設計情報を読み取るわけではありません。

　ある細胞が、自分にとって必要なタンパク質を作るためには、まず図書館（核）の中で必要な設計情報（遺伝子）だけをコピーして（転写）、そのコピー（伝令リボ核酸、messenger ribonucleic acid；mRNA）を図書館（核）の外に運びます。そしてそのコピーを元にタンパク質を作ります（翻訳）。以上の過程を「遺伝子発現」といいます。

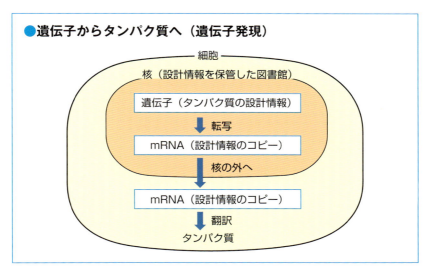

●遺伝子からタンパク質へ（遺伝子発現）

＊　私たちのからだはおよそ37兆個の細胞からできているというお話をしましたが（p.56）、それぞれの細胞に基本的に核が存在しています。例外として、赤血球のように核のない細胞もあります。

scene 4.5 遺伝子にまつわる見解の変遷 その1

　いままでの話で、「遺伝子はタンパク質を作るための設計図である」ということの意味がおわかりいただけたと思います。さて、ここで、私たちの生命現象と遺伝子との関係について考えてみたいと思います。

　私たちのからだは、およそ37兆個もの細胞でできているという話をしました（p.56）。それらは皮膚の細胞や肝臓の細胞や筋肉の細胞など、それぞれ形や働きはまったくといっていいほど異なりますが、元をたどれば、どれも1つの受精卵が2倍2倍に分裂してできたものです。そして、1つの細胞が2つに分裂するときには、タンパク質の設計図である遺伝子も同じものが2倍に増えて（複製）、分かれようとする細胞たちに等しく分配されます。すなわち、2つに分裂した細胞は同じ遺伝子をもつことになります。

　この事実にもとづいて考えれば、1つの受精卵が2倍2倍に分裂してできた私たちのからだの細胞のすべては同じ遺伝子をもっているはずであり、形や働きは違っても、皮膚の細胞も肝臓の細胞も同じ遺伝子をもっていると想像できます。つまり「皮膚の細胞と肝臓の細胞の差は、どの遺伝子を読み取ってどの遺伝子を読み取らないかということだけである……」、そのように長い間信じられてきました。

　ところが、そうともいい切れないことがわかってきました。先ほどお話ししたように、B細胞は抗体（B細胞受容体）を作るときに、遺伝子を切り貼りして組み合わせて新しい遺伝子を作り出していました。T細胞がT細胞受容体を作るときも同じです。つまり、B細胞やT細胞では、受精卵や肝臓の細胞では離れた場所にある遺伝子の断片がつながり合って、もともと受精卵にはなかった新しい遺伝子が作られていたのです。

　この発見の前までは、「遺伝子はゲノムの中で一定の位置にあって、場所が動くことはない」、「両親から受け継いだ遺伝子はどの細胞でも不変である」と長い間信じられていました。しかし、そのような見解は、いったんくつがえったのでした。

scene 4.6 遺伝子にまつわる見解の変遷 その2

ところが近年、遺伝子にまつわる新たな見解が生まれつつあります。それは「遺伝子やDNAのすべて、すなわちゲノムがわかれば生命がわかる」とか「性格や行動も、将来かかる病気もすべて遺伝子が決める」という見解です。

確かに生命現象の多くはタンパク質によって営まれていますので、タンパク質の設計図である遺伝子の情報が得られれば得られるほど、生命現象のなぞのいくつかは解き明かされることでしょう。しかし、遺伝子のセットがまったく同じであるはずの一卵性双生児が、異なる人格をもち、それぞれ異なる人生を歩むことを想起してみましょう。また、たとえ一卵性双生児どうしであっても、抗体の遺伝子やT細胞受容体遺伝子の作り方はまったく異なります。

なぜならば、どのV遺伝子断片とどのD遺伝子断片とどのJ遺伝子断片をつなげるか、というのはまったくの偶然によって決まるからです

さらに、抗体遺伝子を作るときにはV遺伝子断片とD遺伝子断片とJ遺伝子断片をつなげるときに、新しい小分子（ヌクレオチド）がつけ加わったり、逆に抜けたりするので、億単位の種類の抗体分子が作られます。そして、このときの新しい小分子の入り方や抜け方も、偶然によるものです。

「生きものは遺伝子に支配される」どころか、生きものは"偶然"を積極的に生かしながら新たな抗体遺伝子を作り出しています。ヒトの遺伝子の個数はせいぜい2万数千個しかないのに、億単位の種類の抗体を作り出すという側面を生命はもっているのです*。そして、このように"偶然"を大切にすることが、生きものをかけがえのないものにする秘密の1つでもあります。このことはフィナーレでもう一度お話しします。

---

*　1940年代から1970年代にかけて、「1つの遺伝子は1つのタンパク質の設計情報を担う」と考えられていました（一遺伝子一酵素説、酵素もタンパク質です）。しかしながら、遺伝子の個数と抗体の種類の個数が、文字どおり桁違いに異なるというのは、前世紀の生命科学における究極の難問の1つでした。

第4幕のまとめ

●抗体は抗原を認識する
- 抗体は、はじめB細胞受容体としてB細胞の表面にあって、病原体をつかまえるアンテナとして働く
- B細胞受容体が結合する（認識する）病原体の部分を抗原という
- B細胞受容体は抗原と結合すると、やがて抗体として分泌される

●抗体はタンパク質である
- 抗体はYの字の形をしたタンパク質で、Yの字の両腕の先端に相当する可変領域（V領域、variable region）で抗原と結合する

●抗原と抗体の関係は特異的である
- 抗原と抗体の関係は鍵と鍵穴の関係のように厳密（特異的）である
- 全世界中にある無数の種類の抗原に対応するべく、抗体は少なくとも1千万～億単位の種類が用意される（ヒトの場合）

●前世紀の生命科学における究極の難問
- タンパク質は遺伝子を設計図として作られる
- 1つの遺伝子は1つのタンパク質を設計するという仮説があった（一遺伝子一酵素説）
- 遺伝子の個数はヒトでは万の単位なのに、抗体の種類は少なくとも1千万～億単位の種類とはどういうことか？

●遺伝子を再編成する
- B細胞は、抗体の可変領域の遺伝子断片を切り貼り（再編成）することで多様な抗体を生み出す
- T細胞も、同様のしくみによって多様なアンテナ（T細胞受容体）を生み出す
- この発見により、「1つの遺伝子が1つのタンパク質を設計する」という仮説や「遺伝子の位置は不変である」という見解は覆った

第5幕 ハシカに二度かかりにくいのはなぜ？

免疫は記憶する

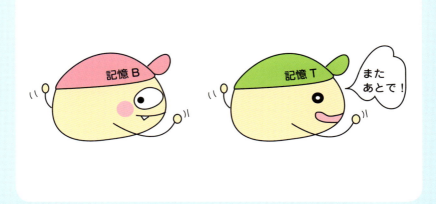

第4幕ではB細胞とT細胞が、無数の異物に対応した無数のアンテナ分子（B細胞受容体とT細胞受容体）を作る様子をみてきました。
第5幕ではこのようにして作られたアンテナ分子の働きぶりをみながら、免疫担当細胞たちがどのように異物を攻撃するのか、その様子を観劇しましょう。
そして、B細胞とT細胞は、一度出会った外敵をよく覚えることができます。この「記憶」という現象こそが、遠く紀元前から知られていた「二度なし現象」の本質です。
ハシカに一度かかったら二度かかりにくいのはなぜでしょうか。そして、このような「二度なし現象」を応用したワクチン接種とはどのような予防法なのでしょうか。

scene 5.1 リンパ球のアンテナ分子の働き

　まずリンパ球、すなわちB細胞とT細胞のアンテナ分子の働きぶりをみてみましょう。舞台はリンパ球たちの駐屯地であるリンパ節です。

　私たちのからだに異物が侵入すると、周囲のものを手当たり次第に食べる樹状細胞に取り込まれます。そして、食べた異物を戦うべき相手だと認識した樹状細胞は、興奮してリンパ節に駆け込みます（p.24）。

　まだ異物と出会ったことのない寝ぼけ眼（まなこ）のナイーブ（未経験、未感作）ヘルパーT細胞は、樹状細胞がクラスⅡMHC分子にのせる異物の断片を、T細胞受容体で認識すると興奮して増殖し、エフェクター（仕事人）ヘルパーT細胞になります（p.26）。

　ナイーブヘルパーT細胞が目覚めてエフェクターヘルパーT細胞になろうとしているころ、同じ異物がリンパ節にたどり着いています。リンパ節にたどり着いた異物は、B細胞によってつかまえられます。より正確にいうと、B細胞のうちでも、異物の形に対して、鍵と鍵穴の関係のようにぴったりと合う形のアンテナ分子（B細胞受容体、抗体）をもつB細胞が異物をつかまえます。そしてB細胞は、アンテナ分子でつかまえた異物を、樹状細胞やマクロファージのように食べてしまいます（貪食（どんしょく））＊。やがてB細胞は、食べて断片化した異物（抗原）の断片をエフェクターヘルパーT細胞に見せます。このヘルパーT細胞にとっては同じ抗原との二度目の出会いです（p.30）。

　このようにして二度目の抗原提示を受けたヘルパーT細胞は、B細胞を激励する握手をしたり（ヘルパーT細胞上のCD40リガンドとB細胞上のCD40との相互作用）、B細胞にとって刺激となる差し入れ分子（サイトカイン）を提供することでB細胞を刺激します。するとB細胞は、分裂して増えながら抗体を飛び道具に作り変えて発射します。

　ここまでは第1幕までにお話ししてきたことの復習です。

＊　B細胞が抗原を細胞内に取り込む現象は、「貪食」ではなく「受容体を介したエンドサイトーシス（p.126）」と呼ばれてきました。「貪食」の正確な定義は 0.5 μm 以上の粒子を細胞内に取り込むことであり（p.24）、B細胞がそのような大きさの粒子を取り込む様子は長年観察されてこなかったからです。しかしB細胞にも貪食する能力があることが2018年に報告されました（EMBO Rep. 2018;19.e46016.）。

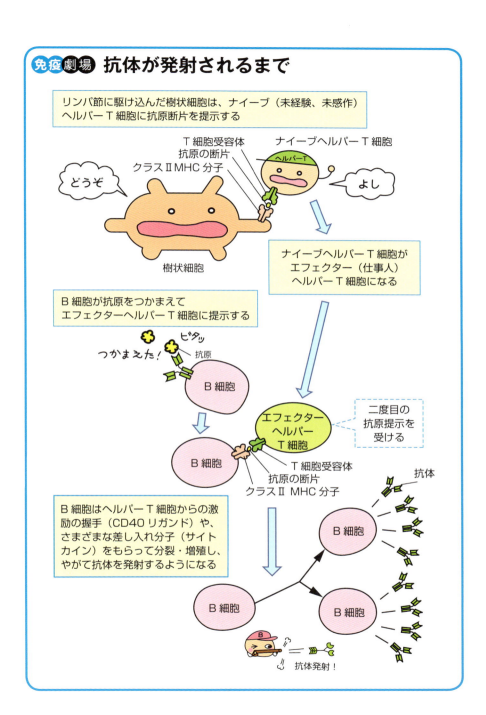

scene 5.2 抗体が抗原をやっつける3つの方法

毒となる部分を隠す（中和）

さて、ここからが新しいお話です。こうして飛び道具として発射された抗体は、どうやって病原体をやっつけるのでしょうか。

まず1つ目ですが、抗体は特定の抗原（病原体の部分で抗体が結合する部分、p.40）に対して鍵と鍵穴のように特異的に結合する性質があります。そして抗体は病原体の抗原に取りつくと、病原体の毒となる部分を覆い隠してくれます。これを「中和」といいます。

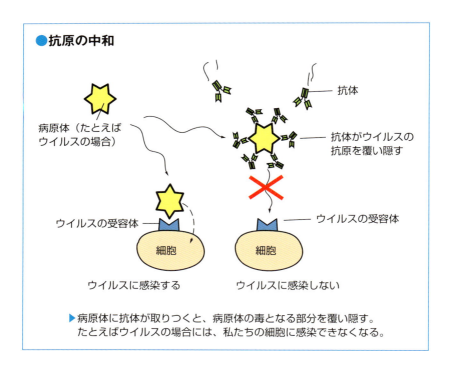

●抗原の中和

▶病原体に抗体が取りつくと、病原体の毒となる部分を覆い隠す。たとえばウイルスの場合には、私たちの細胞に感染できなくなる。

味つけをする（オプソニン化）

　2つ目の方法は、抗体が抗原に結合して"ふりかけ"となることで、マクロファージや好中球などの貪食専門の細胞の食欲をそそる方法です。抗体が結合していない"はだか"の抗原よりも、抗体が結合した抗原のほうがマクロファージや好中球にとって食べやすくなるのです。これを「オプソニン化」といいます。「オプソニン化」という専門用語を「バターを塗って食べやすくすること」にわかりやすくたとえたのは、イギリスの文学者バーナード・ショー（George Bernard Shaw, 1856-1950）です。

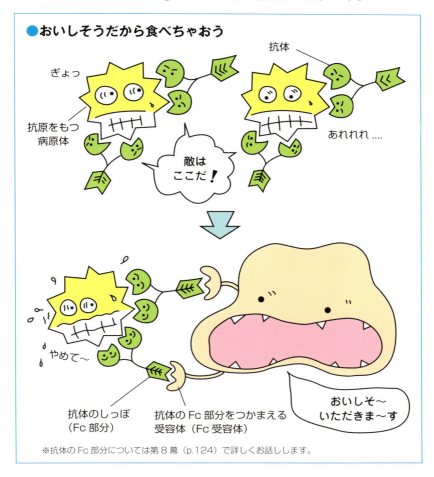

補体という応援団

　抗体が抗原にくっつくことで起こる3つめの出来事は、血液中にある「補体」というタンパク質集団を呼び覚ますことです。補体とは、抗体の働きを補完するタンパク質たちのことです。名前のイメージからすると、たいして重要な役割をもっているようには思えないかもしれませんが、抗原をやっつける最終的な実働部隊として大きな役割を果たしています。

●補体第1成分（C1）が1番手

　抗体が抗原にくっつくと、初めに補体第1成分（C1）が呼び覚まされます（Cは補体"complement"の頭文字です）。するとC1はその子分である第4成分（C4）を呼び覚まし、カツの入ったC4は第2成分（C2）を呼び覚まし……、といった具合にドミノ倒しのような反応が起こります。

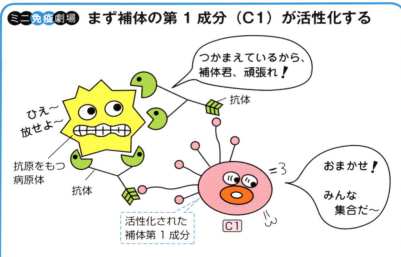

ミニ免疫劇場　まず補体の第1成分（C1）が活性化する

　抗体が抗原をもつ病原体に結合すると、お化けタコのようなタンパク質（補体第1成分；C1）が活性化される。
　補体の第1成分（C1）が活性化されると、続いてドミノ倒しのように、第4成分（C4）→第2成分（C2）→第3成分（C3）→第5成分（C5）→第6成分（C6）→……→第9成分（C9）の順に活性化される。ちなみにタコの足は8本だが、C1の足は6本。マンノース結合レクチン（p.44）の足も6本。

●ドミノ倒しのような反応の結果、何が起こる？

　このドミノ倒しのような反応の途中で、補体の第3成分（C3）がC3aとC3bとに分解されます。補体の第5成分（C5）もC5aとC5bとに分解されます。そして、抗体が抗原を味付けしてマクロファージにとって食べやすくしてくれたように、C3bも抗原に味付けをしてマクロファージにとって食べやすくしてくれます（記憶術：味付けするワサビ、ワ 3b）。また、C3aやC5aは好中球（p.25）などの白血球を呼び寄せる伝令者として働きます。やがてこのドミノ倒しのような反応の最後には、抗原をもつ病原体の膜に穴を開ける装置（膜侵襲複合体）ができあがります！　このようにして抗体は抗原をもつ病原体をやっつけることができるのです。

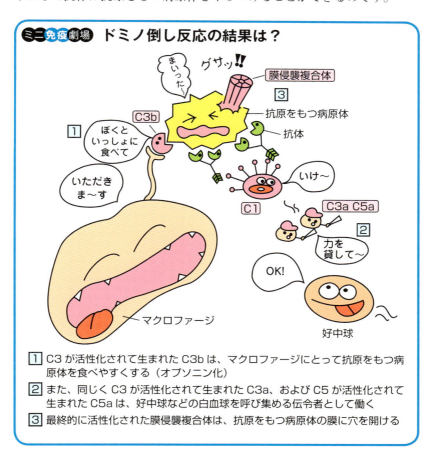

ミニ免疫劇場　**ドミノ倒し反応の結果は？**

1 C3が活性化されて生まれたC3bは、マクロファージにとって抗原をもつ病原体を食べやすくする（オプソニン化）
2 また、同じくC3が活性化されて生まれたC3a、およびC5が活性化されて生まれたC5aは、好中球などの白血球を呼び集める伝令者として働く
3 最終的に活性化された膜侵襲複合体は、抗原をもつ病原体の膜に穴を開ける

scene 5.3 一度戦った相手のことは忘れない─免疫学的記憶

　さて、B細胞受容体（抗体）の働きをみながら病原体を攻撃するしくみをみてきたわけですが、B細胞は一度戦った相手をよく覚えています。この「記憶」という現象こそが、一度ハシカにかかったら二度かかりにくいという「二度なし現象」の本質です。それは次のようなしくみで営まれています。

　私たちのからだの中に病原体が侵入してくると、B細胞がこれをつかまえて、断片化してエフェクター（仕事人）ヘルパーT細胞に提示するのでした。やがて、エフェクターヘルパーT細胞から激励の握手（ヘルパーT細胞上のCD40リガンドとB細胞上のCD40との相互作用）や、さまざまな差し入れ分子（サイトカイン）をもらうと、B細胞は分裂して増えながら抗体を飛び道具に作り変えて発射するようになります。

　このときに、どんどんと増えるB細胞の一部は「記憶B細胞」となって、リンパ節の中に隠れひそみます。そして、再び同じ抗原をもつ病原体が現れたときには素早く大量の抗体を発射して抗原をもつ病原体を排除してくれます。ハシカに二度かかりにくいのは、二度目に入ってきたハシカの原因ウイルス（麻しんウイルス）を、記憶B細胞が素早く排除してくれるおかげです。

　ただ、病原体のなかでも、インフルエンザウイルスやヒト免疫不全ウイルス（通称「エイズウイルス」）は、次から次へと表面にまとう"衣"を変えてしまいます。免疫担当細胞は、"衣"を変えてしまったウイルスを初めて出会ったウイルスと同様に扱うので、素早く排除することができません（適応免疫応答が初めて出会った病原体に対して発動するまでに、数日間かかることを思い出しましょう）。これがインフルエンザには何度もかかってしまう理由です。

　ヒト免疫不全ウイルスについては第3部第13幕でみていきます（p.231）。

免疫劇場 記憶B細胞の誕生

ぼくが二度なし現象の主役さ

記憶B

またあとで！

隠れひそんで次の戦いに備える記憶B細胞

バイバイ

リンパ節にとどまるエフェクターヘルパーT細胞

頑張れ〜

分身！

分身！

分身！

抗体発射！

抗体発射！

抗体発射！

▶リンパ節にとどまるエフェクターヘルパーT細胞に助けられて、B細胞は分裂・増殖し、やがて抗体を発射するようになる。
一部のB細胞は記憶B細胞となる。

寄り道コーナー　ヘルパーT細胞も記憶する

　実はヘルパーT細胞も、一度戦った相手を記憶することができます。抗原とまだ出会ったことのないナイーブヘルパーT細胞は、樹状細胞から抗原を提示されて興奮し、増殖します。増殖するT細胞のほとんどはエフェクター（仕事人）ヘルパーT細胞となってリンパ節にいるB細胞の働きをヘルプしたり、マクロファージが戦っている現場に駆けつけます。そして病原体との戦いを終えると消え去ります。

　一方、増殖するT細胞の一部は「記憶ヘルパーT細胞」として長く生き残り、次に同じ抗原と出会ったときにより素早く、強い免疫応答を起こすことができます。

　このように記憶B細胞と記憶T細胞を生み出すことが「免疫学的記憶」の原理です。しかしながら、その詳細なしくみについてはまだわかっていないことが多く、これから解明されるべき大きな課題の1つです。

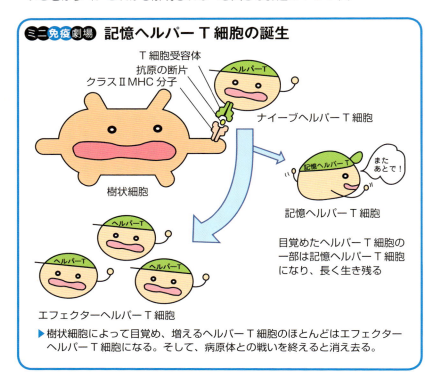

ミニ免疫劇場　記憶ヘルパーT細胞の誕生

▶樹状細胞によって目覚め、増えるヘルパーT細胞のほとんどはエフェクターヘルパーT細胞になる。そして、病原体との戦いを終えると消え去る。

scene 5.4 ワクチン接種とは何か？

　これまでにお話しした「免疫学的記憶」のしくみを利用して、伝染病の予防に役立てたものが「ワクチン接種」です*。

　たとえば弱毒化した病原体を体内に入れると（これを接種といいます）、その弱毒化した病原体をB細胞がとらえて、一部のB細胞が記憶B細胞として残ります。すると同じ病原体が体内に侵入したときに、記憶B細胞が素早く排除してくれるのです。

　ワクチンとしては、生きているが弱毒化した病原体（生ワクチン）のほかに、死滅した病原体や、病原体に由来する抗原を調整したものがあります。

　インフルエンザウイルスに対するワクチンもあります。ただし、インフルエンザウイルスは表面の衣のタンパク質をいろいろと変化させるので、その衣に合ったワクチンでなければ効果がありません。

　ワクチン接種の歴史については、p.3で触れました。

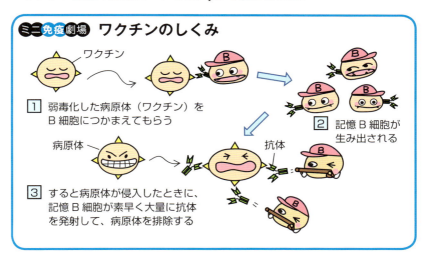

ミニ免疫劇場　ワクチンのしくみ

1 弱毒化した病原体（ワクチン）をB細胞につかまえてもらう
2 記憶B細胞が生み出される
3 すると病原体が侵入したときに、記憶B細胞が素早く大量に抗体を発射して、病原体を排除する

---

*　ちょっと詳しく：**能動免疫（法）と受動免疫（法）**
「ワクチン接種」は「能動免疫（法）(active immunization)」とも呼ばれます。ワクチンを注射された個体が、抗体を自分で「能動的」に作ることで、感染症の発症や重症化を予防する方法だからです。これに対して、ある個体で作らせた抗体を、その抗体をもたない別の個体に注射する方法を「受動免疫（法）(passive immunization)」と呼びます（北里柴三郎、伝染病予防撲滅法、家庭之衛生社、p.24）。

第5幕のまとめ

●抗体の抗原に対する働き：中和、オプソニン化、補体の活性化
- 毒素となる部分を覆い隠す（中和）
- マクロファージにとって食べやすくする（オプソニン化）
- 抗体の働きを補完するタンパク質たち（補体）を活性化する

●補体タンパク質たちの働き
- オプソニン化：C3b（わさび、わ3b）
- 好中球などの白血球を呼び寄せる：C3a、C5a
- 抗原を持つ病原体の膜に穴を開ける：膜侵襲複合体

●記憶ヘルパーT細胞が生まれるまで
- 樹状細胞が病原体を貪食
  - →病原体の断片（抗原断片）をナイーブヘルパーT細胞へ提示
  - →ナイーブ（未経験、未感作）ヘルパーT細胞は活性化して増殖
  - →増殖するヘルパーT細胞の一部が記憶ヘルパーT細胞となる

●記憶B細胞が生まれるまで
- B細胞がB細胞受容体で病原体をつかまえて、貪食
  - →エフェクターヘルパーT細胞へ抗原の断片を提示
  - →エフェクターヘルパーT細胞に助けられてB細胞は活性化して増殖
  - →増殖するB細胞の一部が記憶B細胞となる

●免疫学的記憶とワクチン
- 1度感染した病原体と同じ抗原をもつ病原体が2度目に現れたときには、記憶ヘルパーT細胞と記憶B細胞が素早く反応する（免疫学的記憶）
- 弱毒化した病原体を体内に入れ、記憶ヘルパーT細胞と記憶B細胞を生み出しておくのがワクチン接種である
- すなわち、ワクチンと同じ抗原をもつ病原体が侵入したときに記憶ヘルパーT細胞と記憶B細胞が素早く対応し、排除する

第6幕 免疫はどうして自分を攻撃しないのか？ 前編

「私」を教育する恐怖の胸腺学校

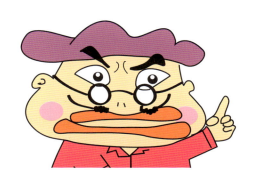

　免疫応答は、原則として「私のからだの成分」（自己抗原）に対しては起こりません。なぜならば、T細胞とB細胞が生まれてから成長するまでの間にふるい分けが行われ、自己抗原に反応したT細胞とB細胞が生き残れないようになっているからです。
　特に激しくふるい分けをされるのはT細胞です。すなわち、体内の「胸腺」という臓器がT細胞の教育場所となり、そこで自己抗原と反応しそうな危険なT細胞たちが容赦なく除去されてしまいます。
　それでは、その恐怖の胸腺学校の扉を開いてみることにしましょう。

scene 6.1 免疫担当細胞の生い立ち

　免疫応答で大活躍のヘルパーT細胞や、細胞傷害性T細胞たちですが、彼らは、もともとはどこで生まれ、そしてどのように育ってきたのでしょうか。

　T細胞も、B細胞も、はたまた樹状細胞やマクロファージも、すべてたった1種類の「造血幹細胞」という先祖細胞から生まれます。すなわち造血幹細胞が2倍2倍に分裂して増殖した細胞たちが、やがてT細胞やB細胞やマクロファージなどに成長していきます。

　そもそも造血幹細胞は、「骨髄」と呼ばれる、文字どおり「骨の髄（中身）」にいます。造血幹細胞が分裂してできた未熟なリンパ球の一部は、血液中を流れ、そして心臓の前にある「胸腺」と呼ばれる臓器にたどり着き「未熟T細胞」となります。その"密室"のような臓器の中で、未熟T細胞は「自己」と「非自己」を区別できる一人前の成熟T細胞になります。

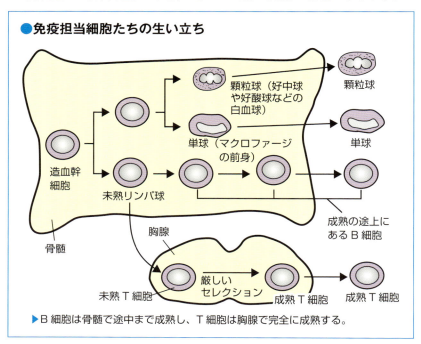

●免疫担当細胞たちの生い立ち

▶B細胞は骨髄で途中まで成熟し、T細胞は胸腺で完全に成熟する。

scene 6.2 「私」を教育する恐怖の胸腺学校

それでは、「自己」とは何かを未熟なT細胞に教え込む学校、すなわち胸腺でどのような教育が行われているかをみてみましょう。

恐怖のテスト

胸腺学校には、「胸腺上皮細胞」と呼ばれるコワ～イ先生がいます。

先生はMHC分子（p.26、56）に自己抗原の断片をのせておいて、生まれて間もない未熟T細胞たちにテストを強要します。つまり、自己抗原に反応するかどうかをテストします。

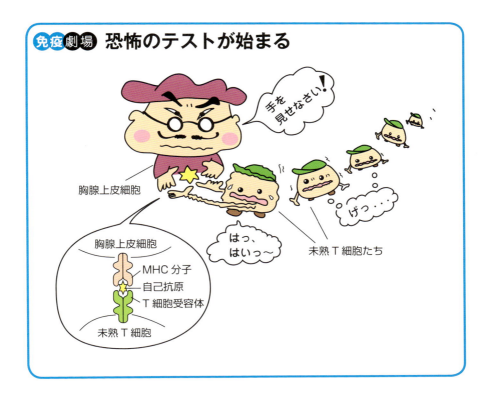

免疫劇場　恐怖のテストが始まる

誰が失格者か

　このテストで強く反応してしまった（自己抗原に強く反応した）未熟T細胞は、このままにしておけば将来「自己」を攻撃するかもしれない危険な細胞です。したがって、そのような細胞は"失格"の烙印を押されて、情け容赦なく除去されてしまいます。これを「負の選択（negative selection）」といいます。

　具体的には、未熟T細胞に細胞死を誘導する強い信号（シグナル）を、胸腺上皮細胞が送ります。これに引き続いて生じる未熟T細胞の細胞死は、ただ闇雲に生じる細胞死ではありません。それは、あらかじめ整然と決められた「筋書き（プログラム）」に沿って実行される細胞死で、「プログラムされた細胞死」ないし「アポトーシス（apoptosis）」といいます（p.100）。

　「自己（自己抗原の断片をのせられたMHC分子）」に強く反応する未熟T細胞は、このアポトーシスによって選択的に取り除かれるのです。

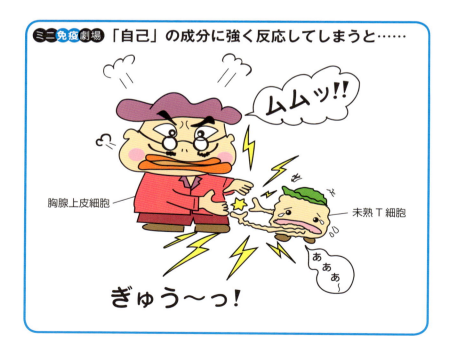

免疫劇場 生きて卒業することはできません！

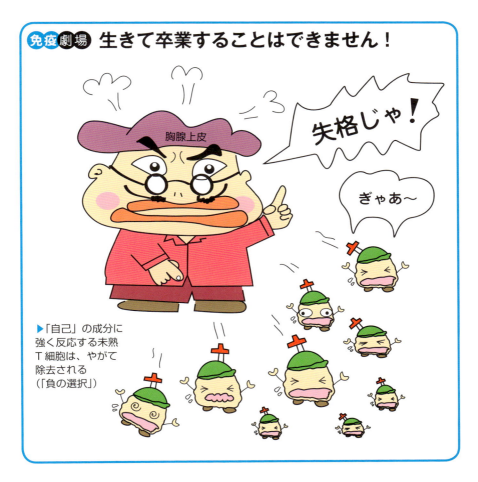

▶「自己」の成分に強く反応する未熟T細胞は、やがて除去される（「負の選択」）

　一方、胸腺学校のテスト（すなわち自己抗原をのせたMHC分子への反応を見るテスト）に、何の反応も示さない未熟T細胞はどうなるでしょうか。そのような未熟T細胞は、今度は「用無し」とみなされて、胸腺上皮細胞に"無視"されてしまいます。すると、未熟T細胞は生き残りに必要な信号（生存シグナル）を胸腺上皮細胞からもらえません。生存シグナルをもらえない未熟T細胞は、やはりアポトーシスを起こしてしまいます。これを「無視による細胞死」といいます。

　かくして、97％以上の未熟T細胞たちは、胸腺学校の中で"志 なかば"にして除去されてしまいます。

scene 6.3 選りすぐられた細胞たちの卒業

「自己（自己抗原の断片をのせた MHC 分子）」に強く反応すれば不合格。「自己」にまったく反応できなくても不合格。

強すぎず、なおかつ弱すぎない"適度な強さ"で「自己」に反応できるたった一握りの未熟 T 細胞だけが、生き残りのチャンス（生存シグナル）を胸腺上皮細胞から与えられて、卒業することができます。これを「正の選択（positive selection）」といいます。

「自己抗原の断片」に適度な強さで反応できる T 細胞のなかには、将来出会うかもしれない「非自己抗原の断片」に強く反応できる T 細胞がある可能性があります。そのような可能性をもった T 細胞だけが、生き残りを許されるという、微妙な現象が胸腺の中で起こっています。

卒業生の彼らには CD4*や CD8 などの目印が刻印され、それぞれヘルパー T 細胞（CD4 を細胞表面にもつ）や細胞傷害性 T 細胞（CD8 を細胞表面にもつ）などの役割が与えられます。そして免疫の現場の世界に向かって出発するのでした。

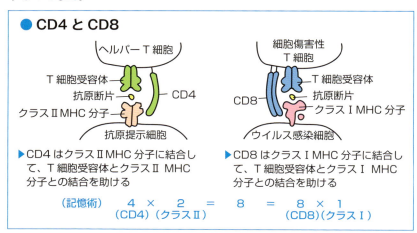

* CD：CD とは"cluster of differentiation"の頭文字ですが、難しい意味はありません。CD 分子は細胞の表面にあるタンパク質で、細胞の種類や働きを見分けるための"目印"ないし"背番号"のようなものです。ただ、1 つの細胞に 1 つの CD 分子というわけではなく、複数の CD 分子が細胞の表面にあります。最も有名な CD 分子は CD4 です。ヒト免疫不全ウイルスはヘルパー T 細胞の目印である CD4 に結合して細胞内に感染します。

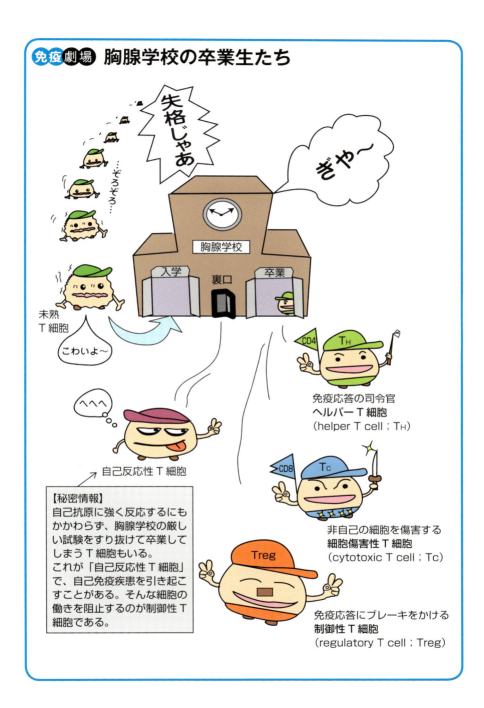

楽屋裏 胸腺学校の先生による課外講義「アポトーシス」

2通りの細胞死

　今日は細胞死の話をしよう。ひとことに細胞死といっても、少なくとも2通りある。1つは毒物や酸欠といった物理的ないし化学的な傷害による細胞死で、「ネクローシス（necrosis、壊死）」と呼ばれておる。もう1つは、「アポトーシス（apoptosis）」と呼ばれる細胞死である。それは、細胞死を引き起こす信号分子を受け止めた細胞が、細胞内のさまざまなタンパク質を順序正しく活性化していくことで生じる細胞死である。この順序はあらかじめ整然とプログラムされているため、「アポトーシス」は「プログラムされた細胞死」とも呼ばれている。ここでちょっとウルサイことをいうと、「アポトーシスはプログラムされた細胞死である」というのは正しいのだが、プログラムされた細胞死はアポトーシスだけとは限らない。しかし、細かいことはさておき、勉強の第一歩としてはアポトーシスとプログラムされた細胞死とはほぼ同じ意味であると覚えておこう（**たしかにウルサイな…**）。

アポトーシスの語源

　「アポトーシス」とはなかなかなじみにくい用語じゃのう。しかし、語源をさかのぼると、少し親しみやすくなるかもしれないゾ。"apo-" とは「離れて（away from）」、「離れる（separate）」という意味をもつギリシャ語で、"-ptosis（「トーシス」と発音）" とは「下に垂れること、降りること（dropping, falling）」を意味するギリシャ語である。つまり「アポトーシス（apoptosis）」には、「木の葉が枝から離れて落ちること」（dropping off, falling off）という意味が込められているのじゃ。この用語は、3人の病理学者（Kerr博士、Wyllie博士、Currie博士）がギリシャ語を専門とするCormack博士から発案を受けて1972年に記載した[*1]。「いやいやアポトーシスという用語は、とっくの昔、2400年以上も前に"医学の父"ヒポクラテス（Hippocrates、紀元前460年頃〜377年頃）がすでに記載

している」という議論もあるのじゃが*²、そのように古い用語に改めて光をあて、生命現象を語るうえでなくてはならない用語の1つにまで高めたのは、3人の賢者たちの業績にほかならんわけだ。

生命現象としてのアポトーシス？

ここでアポトーシスと生命現象との関係について話しておこう（**この先生、何言ってるの？**）。細胞がしかるべき場所で、しかるべきタイミングでアポトーシスを起こすことが、生命現象にとって大切であるとわかっとる。たとえば、オタマジャクシがカエルになるときに尾が失われるのは、尾の細胞が適切なタイミングでアポトーシスを起こすからだ。

あるいは私たちの手ができるときも、初めは丸い肉の塊（かたまり）の中に指の骨が作られるが、やがて指の骨の間の細胞がアポトーシスを起こすことで5本の指が作り出されるのだ。そして、免疫応答が「自己」に対して起こらないのも、「自己」に反応しそうな未熟T細胞がたくさんアポトーシスを起こすからなのじゃ（**きゃー**）。

アポトーシスは、免疫応答におけるほかの場面でも生じておる。

戦いの使命を終えたリンパ球たちが消えていくのもアポトーシスによるのじゃ。また、細胞傷害性T細胞がウイルスに感染した細胞や、移植された非自己の細胞を傷害するのも、実はアポトーシスによる。

これだけの例でも、「アポトーシス」という用語が、生命現象を理解するうえで、なくてはならないキーワードの1つであることがおわかりかな？

*1　Br J Cancer. 1972；26：239.
*2　Lancet. 2003；361：1306.

ミニまとめ　免疫の場面におけるアポトーシス

- 胸腺上皮細胞が、自己反応性T細胞を除去する場面で
- 細胞傷害性T細胞が、ウイルスに感染した細胞や、移植された非自己の細胞を傷害する場面で
- 戦いを終えたエフェクター（仕事人）リンパ球が消え去る場面で

第6幕のまとめ

●胸腺における「自己」の教育
○ 胸腺上皮細胞はMHC分子に自己抗原の断片をのせておいて、未熟T細胞たちの反応の強さをテストする
○ このテストに強く反応した未熟T細胞は、容赦なく除去される（負の選択）
○ このテストに何の反応も示さない未熟T細胞は、生存に必要なシグナルを胸腺上皮細胞からもらえず細胞死を起こす（無視による細胞死）
○ このテストに強すぎず、なおかつ弱すぎない程度に反応した一握り（3％）の未熟T細胞だけが、生存のシグナルを胸腺上皮細胞からもらえて卒業できる（正の選択）

●アポトーシスと免疫
○ あらかじめ整然と決められた筋書き（プログラム）に沿って実行される細胞死をプログラムされた細胞死、もしくはアポトーシスという
○ 胸腺上皮細胞が提示する自己抗原に強く反応した未熟細胞や、逆に反応できなかった未熟T細胞はアポトーシスによって除去される
○ 病原体との戦いの使命を終えたエフェクター（仕事人）リンパ球たちが消え去るのもアポトーシスによる
○ 細胞傷害性T細胞がウイルスに感染した細胞や、移植された非自己の細胞を傷害するのもアポトーシスによる

> **ミニ談話室　抗原提示の3つ目の意味**
> 　第1幕の談話室で、抗原提示には2つの意味があることをお話ししました（p.37）。第6幕でみてきたのは3つ目の種類の抗原提示です。つまり、胸腺で胸腺上皮細胞が自己抗原を提示し、未熟T細胞の反応の強さをテストする抗原提示であり、「自己を教育するための抗原提示」といえます。

第7幕 免疫はどうして自分を攻撃しないのか？ 後編

自分に「寛容」とは？

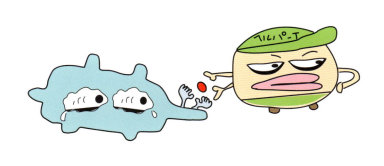

「免疫はどうして自分を攻撃しないのか？」という問いに対して、「自分の成分に反応しそうなT細胞やB細胞たちを未熟なうちに除去してしまうからです」という答えで、1990年代にはいったん決着がついたかにみえました。

ところが、あの恐怖の胸腺学校であっても完璧ではなく、自分の成分（自己抗原）に反応してしまうT細胞を逃がしてしまうこともあります。

それでも免疫は、自分の成分に対して滅多には反応しません。免疫応答が、ある特定の成分に対して"あえて"起こらない現象を「免疫学的寛容」といいますが、自分の成分に対しては免疫学的寛容が成立しているのです。それはどのようなしくみなのでしょうか。

scene 7.1 自己免疫の嵐はどのようにして起こるか？

　自分の成分に反応してしまうようなT細胞やB細胞の多くは、幼若な時期に除去されているはずですが、完全に除去されるわけではありません。そして、生き残った自己反応性T細胞と自己反応性B細胞とが、お互いにグルになって刺激し合うと、自分の成分に対して免疫応答が起こる「自己免疫の嵐」を生じてしまいます。

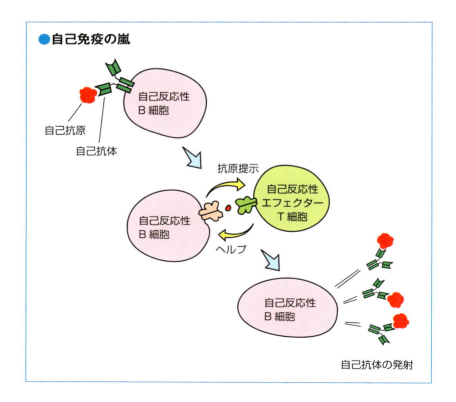

免疫のスケッチ　自己免疫の嵐

1. 自己反応性 B 細胞が自己抗原をつかまえて断片化して、自己反応性エフェクター（仕事人）ヘルパー T 細胞に提示する

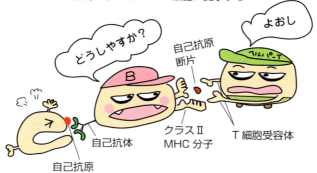

2. あらためて興奮した自己反応性エフェクターヘルパー T 細胞は、自己反応性 B 細胞を刺激して自己抗体を発射させる

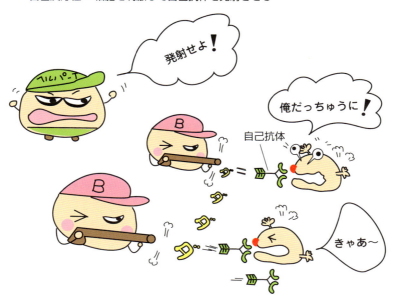

scene 7.2 自己免疫の嵐を防ぐ4つの作戦

　自分で自分を攻撃する「自己免疫の嵐」が頻繁に起こったり、長く続いたりしたら大変なことです。そこで、私たちのからだには、自己免疫を防ぐための作戦が、少なくとも4つ備わっています。

作戦1. すねさせる──アナジー

　まだ活動をしていない寝ぼけ眼（まなこ）のナイーブ（未経験、未感作）ヘルパーT細胞は、リンパ節の中で樹状細胞によって抗原を提示されると、目覚めてエフェクター（仕事人）ヘルパーT細胞になるという話をしました（p.26）。

　実はナイーブヘルパーT細胞は、このような抗原提示を受けるときに、もう1種類の刺激を受けないと目覚めることができません。それどころか、すねてしまって反応しなくなります。

　その「もう1種類の刺激」とは、親愛の握手ないしキスのような刺激で、「共刺激」と呼ばれています（p.36）。

　代表的な共刺激として、たとえば抗原提示細胞の表面のCD80/86という分子があります。ナイーブヘルパーT細胞は、樹状抗原提示細胞によって提示された抗原をT細胞受容体でつかまえるのと同時に、CD80/86による親愛の握手をCD28という分子で受け止めて初めて興奮します（記憶術：ハローにはニーハオで答える）。

　そして、このCD80/86による刺激がないと、ヘルパーT細胞は興奮するどころか、すねてしまって反応しなくなります。これを無反応（アナジー）といいます。

　さて、病原体が侵入したときには、樹状細胞はパターン認識受容体で病原体の存在を感知して興奮します。興奮した樹状細胞は、抗原の断片をナイーブヘルパーT細胞に提示するのと同時に、共刺激分子も細胞表面にたくさん出してナイーブヘルパーT細胞を刺激します。

　ところが、自己の成分を飲み込み、自己抗原の断片を提示する樹状細胞細胞は、あまり興奮しておらず、共刺激分子を細胞表面に出していません。

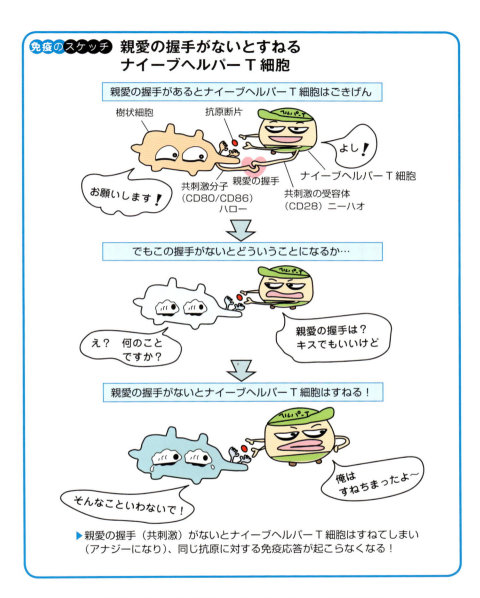

　すると、親愛の握手（共刺激）をもらえなかった自己反応性ナイーブヘルパーT細胞は、すねてしまって二度と反応しなくなります。

　自己免疫の嵐を予防する1つの方法は、自己反応性ナイーブヘルパーT細胞をすねさせることだったのです。

作戦 2．親愛のキスを奪い取る ― CTLA-4 の登場

　親愛の握手ないしキスのような「共刺激」をもらえない自己反応性ナイーブ T 細胞は、自己抗原を提示されてもすねてしまって反応してくれないのをみてきました（アナジー）。

　ところが万が一にも、自己反応性ナイーブヘルパー T 細胞が共刺激をもらって興奮してしまったらどうなるでしょうか。

　大丈夫。びっくりするほど巧妙なしくみがあります。これが 2 つ目のしくみです。

　ナイーブヘルパー T 細胞は、自己に反応する細胞であっても、非自己に反応する細胞であっても、いったん興奮すると働き過ぎないように、自分で自分にブレーキをかけることができるのです。

　たとえば、樹状細胞が抗原を提示するのと同時に、CD80/86 という親愛のキスでナイーブヘルパー T 細胞を刺激したとします。するとナイーブヘルパー T 細胞は、CD28 分子で CD80/86 を受け止めて興奮しますが、やがて時間が経つと、ヘルパー T 細胞は CTLA-4 という分子を細胞の表面に出します。

　CTLA-4 は親愛のキス（CD80/86）を CD28 から奪い取って、ナイーブヘルパー T 細胞に「これ以上興奮するのはやめなさい」という負の信号を伝えます。このようにしてはじめに興奮したナイーブヘルパー T 細胞は、やがて興奮を鎮めることができます。

---

*　**ちょっと詳しく：CTLA-4**
"CTLA-4" とは "cytotoxic T lymphocyte antigen-4" の略です。CTLA-4 は細胞傷害性 T 細胞（またの名を細胞傷害性リンパ球、cytotoxic T lymphocyte；CTL）の表面にある抗原（antigen）として発見されたために、その名がつけられました。しかしながら、CTLA-4 は細胞傷害性 T 細胞に限らず、ヘルパー T 細胞や制御性 T 細胞の表面にも出てきますので、名前が実体を正確に表現していません。ですから、"CTLA-4" という用語は、ひとかたまりの記号のようなものとしてとらえるのがよいでしょう。なお、CTLA-4 が T 細胞の働きを抑制するしくみについては、まだ完全にわかってはいません。

免疫のスケッチ 親愛のキスを奪い取る！

1 共刺激をもらい、ナイーブヘルパーT細胞は興奮する

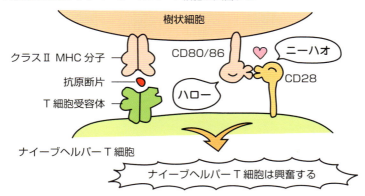

2 時間が経つとCTLA-4がヘルパーT細胞の表面に出てくる

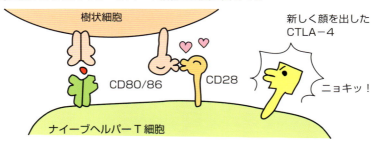

3 CTLA-4がCD28から共刺激（CD80/86）を奪い取る

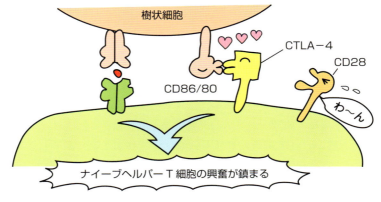

作戦 3. 萎えさせる
―免疫チェックポイント（検問）分子 PD-1 と PD-L1 の活躍

　これまでお話ししてきた T 細胞はおもにナイーブ自己反応性ヘルパー T 細胞でした。しかしながら、ナイーブ自己反応性 T 細胞がひとたびエフェクター T 細胞となってしまったらどうなるでしょうか。

　たとえば「私のペプチド」をのせた「私のクラス I MHC 分子」をもつ細胞は、「私の細胞」そのものです（p.56）。そのような「私の細胞」を認識するエフェクター細胞傷害性 T 細胞が暴れ出したら大変です。

　でもこのようなことも滅多には起こりません。「私の細胞」はエフェクター細胞傷害性 T 細胞に向かって、「もう働かなくていいよ」という"肩たたき"のような信号を送り、エフェクター細胞傷害性 T 細胞の働く気を萎えさせるのです。

　この"肩たたき"のような相互作用で代表的なものは、「私の細胞」が細胞表面に出す PD-L1 と、エフェクター細胞傷害性 T 細胞の表面に出る PD-1 との相互作用があります[*]。

　自己反応性エフェクター細胞傷害性 T 細胞の表面には、時間が経つと働きを萎えさせる抑制性受容体（PD-1）が出てきます。「私の細胞」は、「ここぞ！」とばかりに PD-1 に働きかける"肩たたき分子"PD-L1 を細胞表面に出し、エフェクター T 細胞の働きを萎えさせます。

　以上のように、ナイーブヘルパー T 細胞上に出てくる CTLA-4 や、自己の細胞表面に出てくる PD-L1、そしてエフェクター細胞傷害性 T 細胞上に出てくる PD-1 など、T 細胞の働きを抑制する分子は近年「免疫チェックポイント分子」と呼ばれています。ここでいう「チェックポイント」という用語には、「確認する点」という意味はありません。チェックポイントとは本来は「検問所」という意味であり、免疫チェックポイント分子という用語にも、「T 細胞の働きを検問する（抑制する）分子」という意味が込められています。免疫チェックポイント分子については第 12 幕であらためて取り上げたいと思います（p.226）。

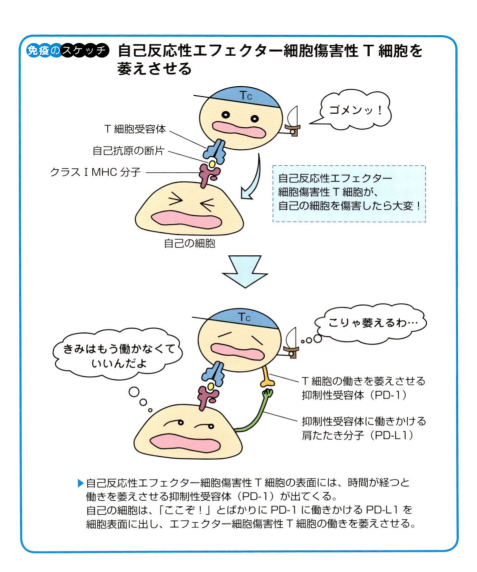

---

*　ちょっと詳しく：PD-1

"PD-1" とは "programmed cell death-1" の略ですが、CTLA-4 と同じように（p.108）名が体を表していません。PD-1 が発見された当初は「プログラムされた細胞死」すなわちアポトーシスに関係する分子と考えられていましたが、今では否定されています。

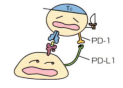

作戦4. 抑えつける─制御性T細胞の登場

興奮したナイーブヘルパーT細胞は、やがてCTLA-4を細胞の表面に出して、自分で興奮を鎮めるのをみてきました（作戦2）。

あるいは働く気満々だったエフェクター細胞傷害性T細胞も、やがてPD-1を細胞表面に出して、PD-L1による"肩たたき"を受けて仕事をやめるのをみてきました（作戦3）。

では、自分で興奮を鎮めることができず、しかもまだ働く気満々の困り者はどのようにしたらよいでしょうか。こうなったら他の細胞に抑えつけてもらうしかありません。

これが4つ目の方法で、ここで「制御性T細胞（regulatory T cell；Treg）」が登場します。制御性T細胞は単一の細胞ではなく、さまざまな種類が知られています。そしてある種の制御性T細胞は、インターロイキン-10やTGF-β*というサイトカインを出して、興奮した自己反応性T細胞の働きを（エフェクターヘルパーT細胞とエフェクター細胞傷害性T細胞の両方とも）抑えつけます。

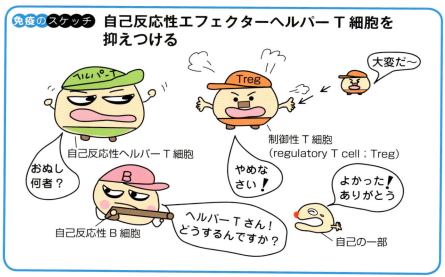

* TGFは"transforming growth factor"の略で、悪性腫瘍の発生（transformation）を促進させる因子として発見されましたが、サイトカインにはさまざまな働きがあるため、働きを1つだけ覚えることには意味がありません。（その他の働きについては☞ p.159）

scene 7.3 免疫学的寛容とは何か？

「自分」の成分（自己抗原）に反応しそうなT細胞を胸腺学校で除去したり、すねさせたり、萎えさせたり、あるいは抑えつけたりと、実にさまざまなことをしながら自己免疫の嵐が抑えられているのをみてきました。このような細胞どうしが相互に働きかけるダイナミックな"アクト（行動、劇の幕）"によって、「自己」というものが維持されています。ある成分に対して免疫応答が起こらないことを「免疫学的寛容」といいます。「自己」の成分に対してはまさに免疫学的に「寛容」になっていて、排除の反応を起こさないようになっています。「免疫学的寛容」とは、「寛容な」とか「寛容だ」という形容詞ではなく、さまざまな細胞たちと分子たちがあれこれ工夫を重ねて営まれる積極的な"行動（アクト）"なのでした。

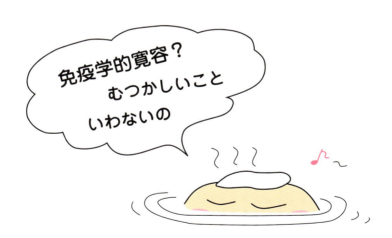

scene 7.4 「自己」に対する免疫学的寛容（自己寛容）のまとめ

　第6幕から第7幕にかけて、免疫応答が「自己」に対して反応しないいくつかのしくみをみてきました。これらのしくみを「リンパ球（特にT細胞）が集う場所」という視点からまとめてみたいと思います。

リンパ球が集う場所
─中枢リンパ器官、末梢リンパ器官、末梢組織

　リンパ球が集う場所は、中枢リンパ器官（一次リンパ器官）、末梢リンパ器官（二次リンパ器官）、そして末梢組織に分類できます。

　中枢リンパ器官とは未熟なリンパ球が成熟する場所です。T細胞の場合には、未熟T細胞が成熟する胸腺が中枢リンパ器官です。

　末梢リンパ器官とは、成熟してはいるものの、まだ目覚めていない（活性化していない）ナイーブリンパ球が活性化して、エフェクターリンパ球になる場所です。たとえばリンパ節や脾臓などがあります。

　そして、末梢組織とはエフェクターリンパ球が働く場所で、そこに集まったエフェクターリンパ球たちが免疫応答を起こします。

　これらの場所のそれぞれにおいて、「自己」に対する免疫学的寛容（自己寛容、self-tolerance）が起こっています。

T細胞が集う場所から整理した自己寛容のしくみ
─中枢性自己寛容と末梢性自己寛容

　まず、T細胞にとっての中枢リンパ器官である胸腺では、自己抗原に反応しそうな未熟なT細胞が除去されます。このしくみによる自己寛容を「中枢性自己寛容」といいます。

　末梢リンパ器官であるリンパ節などでは、樹状細胞から共刺激をもらえないことでナイーブヘルパーT細胞がすねたり（アナジー）、ナイーブヘルパーT細胞が自らCTLA-4を細胞表面に出して、自分で興奮を鎮めています。

　さらに末梢の組織では、エフェクター細胞傷害性T細胞が末梢組織に

よる"肩たたき分子（PD-L1）"をPD-1で受けて萎えてしまいます。また、制御性T細胞がエフェクターヘルパーT細胞やエフェクター細胞傷害性T細胞の働きをじゃまします。

末梢リンパ器官や末梢の組織で起こるこれらの自己寛容のしくみを「末梢性自己寛容」といいます。

自己「寛容」とはいいますが、どのキャラクターたちも「寛容」とは程遠い表情をしています。

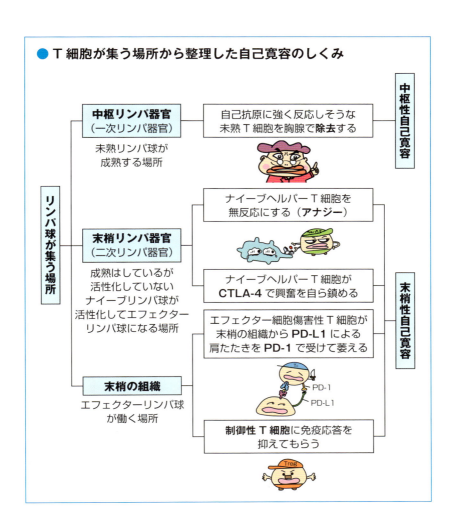

scene 7.5 自分でないものにあえて寛容とは？

妊娠という生命現象

　これまで、「自分」の成分に対して免疫応答が起こらないための二重三重の作戦をみてきました。ある成分に対して、免疫応答が"あえて"起こらない現象を免疫学的寛容というのでした。そして、免疫は「自分」に対しては寛容で、「自分でないもの」に対しては寛容でない、そのように長く考えられてきました。

　ところが実は、「自分でないもの」に対して免疫応答が"あえて"起こらない場合はいくらでもあります。むしろ、そのおかげで私たちはこの世に生まれてくることができます。それは「妊娠」という生命現象です。

　そもそも、胎児の細胞の表面に出ているクラスⅠ MHC 分子（p.56）の半分は母親に由来しますが、もう半分は父親に由来します。父親に由来するクラスⅠ MHC 分子は母親にとって「非自己」となるので、母親の細胞傷害性 T 細胞によって攻撃される可能性があります。

　そこで胎児の細胞（特に胎盤で母親の血液と接する絨毛上皮細胞、p.133）は、クラスⅠ MHC 分子をまるごと隠してしまって、母親の細胞傷害性 T 細胞からの攻撃を免れます。

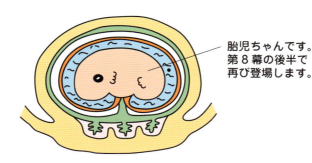

胎児ちゃんです。
第 8 幕の後半で
再び登場します。

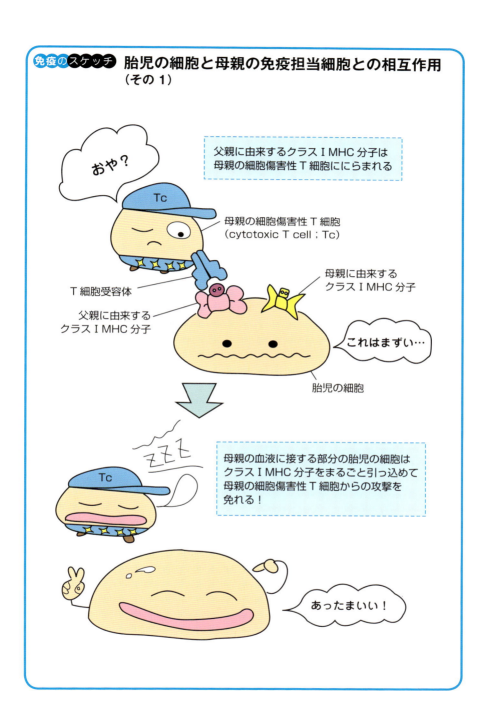

胎児にとってのもう 1 つの難関―ナチュラルキラー細胞

　ところが胎児にとって難関はまだあります。クラス I MHC 分子を隠した細胞は、今度は「ナチュラルキラー細胞」という細胞ににらまれてしまいます。ナチュラルキラー細胞はリンパ球のような形をした細胞で、血液中を巡回し、クラス I MHC 分子をもたなくなった細胞を認識して攻撃します。なぜ「ナチュラル」かというと、ナチュラルキラー細胞を活性化するには、込み入った手続きを必要とせず、ごく自然に活性化することができるからです（これに対して細胞傷害性 T 細胞を活性化するためには、第 3 幕全体をかけた非常に込み入った手続きが必要だったのを思い出してください）。

　さて、「自己（セルフ）」の目印であるクラス I MHC 分子を失った細胞を、ナチュラルキラー細胞が見つけ出すこの現象には、「ミッシングセルフの認識」、「自己喪失性の認識」という哲学的な用語がつけられています。用語はともあれ、両親に由来するクラス I MHC 分子を隠した胎児の細胞も、母親のナチュラルキラー細胞によって攻撃される可能性があります。そこで胎児の細胞は、両親に由来するクラス I MHC 分子を隠すかわりに、HLA*-G と呼ばれる人類共通のクラス I MHC 分子を表面に出して、ナチュラルキラー細胞からの攻撃をかわします。

　そのほかに、胎児の細胞は母親の免疫担当細胞の働きをじゃまする物質を放出します。このような二重三重の作戦によって、母親にとって半分「非自己」である胎児は、母親の免疫担当細胞から排除されないようになっています。胎児が母親の免疫担当細胞から排除されないしくみに関しては、まだわかっていないことがたくさんあります。しかしながら、今お話ししたような、わずかにわかっている内容だけでも、十分興味深いものがあります。

　「自分」が「自分」であるということ、そして胎児が十月十日、母親の胎内に宿されるということ。それは当たり前な現象では決してなく、ほとんど奇跡といってもよいくらいに巧妙でダイナミックな生命活動であることを、この幕ではみてきました。

＊　HLA：human leukocyte antigen

免疫のスケッチ 胎児の細胞と母親の免疫担当細胞との相互作用（その2）

おや？ クラスI MHC がないぞ？

これまたまずい…

ナチュラルキラー細胞
（クラスI MHC 分子を隠した細胞を攻撃する）

クラスI MHC 分子を隠した細胞は今度はナチュラルキラー細胞ににらまれる

人類共通のクラスI MHC 分子（HLA-G）

ナチュラルキラー細胞の働きを抑制する受容体

そこで人類共通のクラスI MHC 分子（HLA-G）を細胞の表面に出して、ナチュラルキラー細胞の攻撃をかわす！

楽屋裏　T細胞のネーミングよもやま話 〜レギュラトリーT細胞

自己反応性ヘルパーT細胞　なんだか、俺、悪者(ワルモノ)っぽい顔のメークで嫌だなあ。

細胞傷害性T細胞　まあまあ、いいじゃないか。結構似合っているよ。（っていうか、きみ、悪者じゃないの？）

自己反応性ヘルパーT細胞　そうかなあ？　まあいいか。そういえば、俺の働きをなにかとじゃましてくるヤツがいてさぁ。アイツの名前、なんていったっけ？　たしか「レギュラー選手」みたいな名前だったような…

細胞傷害性T細胞　それって、もしかして「レギュラトリーT細胞（regulatory T cell、制御性T細胞）」のこと？

自己反応性ヘルパーT細胞　そうそう、それそれ！

細胞傷害性T細胞　まあ、「規則正しい」とか「正規の」を意味する「レギュラー（regular）」も、「レギュラトリーT細胞」のもとになっている動詞の「レギュレート（regulate、制御する、規制する）」も、語源はラテン語の"regula（ものさし、定規）"でいっしょだけどね。ほら、漢字の「定規」も「規則」も「規制」も「規」の字が共通しているでしょ？　つまり、「まがったものをまっすぐに調整する」とか「法律やルールに違反しないように規制する」、それが「レギュレート」という言葉の本来の意味さ。

自己反応性ヘルパーT細胞　zzz…

細胞傷害性T細胞　きみ！　質問しておいて寝るなんて失礼だぞ。だいたいなんでそんな話をもち出したのさ？

自己反応性ヘルパーT細胞　ゴメンゴメン。この「レギュラトリーT細胞」は、むかし「サプレッサーT細胞」っていわれていた細胞とどうちがうのかな？と思って聞いたんだ。

細胞傷害性T細胞　そのことについては、いろいろないきさつがあったみたいだよ。座長さんがもうすぐ話してくれるって。

座長の補足：それでも地球は回っている！

　自分が自分であること（自己寛容）、そして胎児が十月十日（とつきとおか）、母親の胎内に宿されること、これらの生命現象に共通してみられる現象の1つが、「レギュラトリーT細胞（regulatory T cell、制御性T細胞）」による"抗原特異的な免疫抑制"です。

　"抗原特異的な免疫抑制"というのは、ありとあらゆるものに対する免疫応答が全般的に抑制された状態ではなく、たとえば自己なら自己に対する免疫応答だけが特別に抑制されている状態、あるいは胎児なら胎児に対する免疫応答だけが特別に抑制されている状態のことを表しています。

　さて、ある種のT細胞によって免疫応答が特異的に抑制されるという現象は、1960年代も終わりに近いころ、多田富雄博士（1934〜2010年）とRichard Gershon博士（1932〜1983年）によって、それぞれ独立に発見され、1971年に報告されました[*1,2]（多田博士は著者の恩師であり、このコラムでは「多田先生」と呼ばせてください）。

　当時の免疫学においては、T細胞は免疫応答を発動させる主役そのものと考えられていましたから、免疫応答を抑えるT細胞がいるという知見は画期的な発見でした。

　T細胞のなかで免疫抑制作用をもつものを、多田先生は当初「レギュラトリー（調節性、制御性）T細胞」と呼びました。しかしながら、免疫応答の司令官であるヘルパーT細胞も免疫を"レギュレート（調節、制御）"するわけですから、免疫応答を抑制するT細胞は「レギュラトリーT細胞」ではなく、「サプレッサーT細胞」と名前が改められました。

　「サプレッサーT細胞という言葉はRichard Gershon、L. A. Herzenberg、そして私などが顔を寄せ合って真剣に議論して決めた」と多田先生は回想されています[*3]。

　以後、1970年代後半にはサプレッサーT細胞研究は隆盛を極めました。

　しかしながら、当時の実験技術の限界などによって、その分子的実態が長らく突き止められず、やがてサプレッサーT細胞の存在自体に疑問符が投げかけられることになります。なかには「サプレッサーT細胞は存在しない」という過激な議論さえありました。そのようななかで、多田先生はガリレオガリレイの言葉を引用し、

"*Eppur si muove！（But Still it Moves！）*"
と宣言されました*⁴。「それでも地球は回っている！」とよく意訳されることの多い、あの言葉です。

時を経て 1990 年代も半ば、それまでとはまったく異なる実験方法とアイデアによって、免疫反応を抑制する T 細胞の存在が突き止められました。坂口志文博士による「CD4 陽性 CD25 陽性 Foxp3 陽性制御性 T 細胞」の発見です*⁵。

「体の中に入れたら免疫が抑制される T 細胞」というのが多田先生による"逆転の発想"であるとしたら、坂口博士の場合は「体から除去したら自己免疫疾患が起こる T 細胞」という、これもまた"逆転の発想"でした。

この発見を発端として、ほかにも CD8 陽性制御性 T 細胞や CD4 陽性 CD25 陰性 LAG3 陽性制御性 T 細胞など、さまざまな種類の制御性 T 細胞の存在が明らかにされるとともに、免疫を抑制する仕方も一通りではないことがわかってきました*⁶。

「サプレッサー T 細胞」という用語は今はもう使われなくなり、「レギュラトリー（制御性）T 細胞」という用語にとって代わりましたが、「T 細胞による免疫の抑制（サプレッション）」という現象は揺るぎのない真実でした。

地球はやはり回っていたのです。

(参考)
* 1 J Immunol. 1971；107：1682.
* 2 Immunology. 1971；21：903.
* 3 日本免疫学会会報．2003；11：3.
* 4 Scand J Immunol. 1988；27：623.
* 5 J Immunol. 1995；155：1151.
* 6 Ann Rheum Dis. 2013；72 Suppl 2：ii85.

第 8 幕 母と子の免疫学

抗体が細胞の中を横切る物語

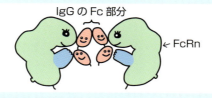

第7幕で妊娠の話が出てきました。それにちなんで、母と子の間で交わされる免疫学的なドラマの続きを観劇したいと思います。

親から子に贈られる宝ものは数限りなくありますが、免疫学的にみても、母から子へ素敵なプレゼントが贈られます。それは、子供が母親のおなかの中にいるときに、胎盤を介して届けられる抗体です。

抗体は免疫グロブリン（immunoglobulin；Ig）という別名をもち、IgG、IgA、IgM、IgD、IgE という「クラス」に分かれます。胎盤を介して母から子に届けられる抗体は、IgG クラスの抗体です。母親から授かった IgG クラスの抗体によって、子供は生まれてから半年間にもわたって、さまざまな病原体からの感染を免れることができます。

母から子へ贈られる免疫学的プレゼントのもう1つは、母乳を介して届けられる IgA クラスの抗体です。母乳に含まれる母親由来の IgA クラスの抗体は、赤ちゃんの消化管粘膜をベールのように覆って、腸内の病原体の攻撃から赤ちゃんのからだを守ります。赤ちゃんは成長すると自力で IgA クラスの抗体を消化管粘膜に分泌するようになりますが、生まれたばかりのころは母乳から IgA クラスの抗体を授かるのです。

ここでは、母から子へと抗体が届けられる様子をみることにしましょう。

scene 8.1 抗体のパーツの名前とクラス分け

　B細胞が抗原を認識するのに使うアンテナ分子は、はじめ「B細胞受容体」として細胞の表面にあり、やがてヘルパーT細胞に助けられて、「抗体」として発射されるのでした。抗体は「免疫グロブリン（immunoglobulin）」という別名をもち、"Ig"と省略されます。

　抗体は、これまでみてきたように"Y"の文字の形をしたタンパク質ですが、右のページの図で示すように、さまざまな部分（パーツ）に分かれています。そして「重鎖の定常領域」というパーツの違いによって、IgG、IgA、IgM、IgD、IgEの5つの「クラス」に分けられます。

　母から子へと届けられるのは、胎盤を介して渡されるIgGクラスの抗体と、母乳を介して渡されるIgAクラスの抗体です。

抗体のFc部分とその受容体（Fc受容体）

　抗体の部分（パーツ）をさらに細かくみると、"Y"の文字の"縦の棒"に相当する部分は「Fc部分」と呼ばれます。"F"とは「断片」を意味する"fragment"の頭文字で、"c"とは「結晶化可能」を意味する"crystallizable"の頭文字です。抗体のFc部分は、集合して結晶化する性質があるため、その名前がつけられています*。

　一方、"Y"の文字の"広げた両腕"に相当する部分は「Fab部分」といいます。"ab"とは「抗原と結合すること」を意味する"antigen binding"の頭文字です。

　Fab部分にFc部分。"a-b"に続いて"c"とアルファベット順の洒落になっているのも興味深いことです。

　第8幕の主役は、抗体のFc部分を保護しながら抗体を運んでくれる「Fc受容体」です。

＊　とても紛らわしいことですが、「抗体のC領域」という場合の"C"は、「定常」を意味する"constant"の頭文字ですので注意してください。

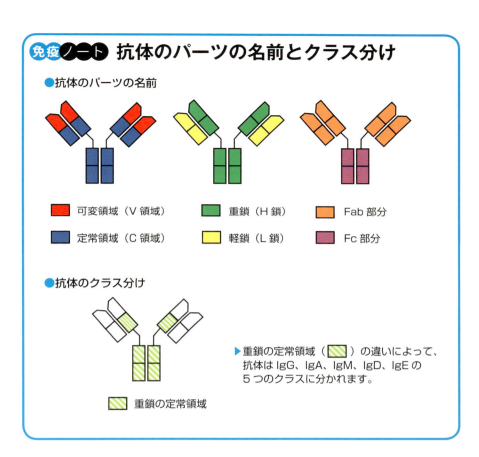
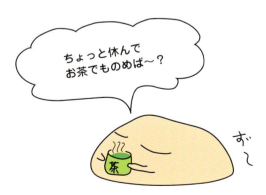

scene 8.2 細胞の中を横切るトランスサイトーシス

母親のB細胞が作ったIgAクラスの抗体が、乳汁中に届けられるときも、母親のB細胞が作ったIgGクラスの抗体が、胎盤を介して子に届けられるときにも、抗体は「トランスサイトーシス」と呼ばれるしくみによって細胞の中を横切ります。それはどのようなしくみなのでしょうか。

エンドサイトーシス

ここで免疫の話題からいったん離れ、分子細胞生物学のお話をしましょう。といっても、むずかしい話ではありませんので安心してください。

マクロファージや樹状細胞が、細胞の外にある分子を細胞の内側に取り込むしくみについては、すでに第2幕でお話ししました（p.46）。

復習ですが、細胞が細胞膜の一部分を内側にくぼませて、細胞の外にある分子を包み込み、くぼませた細胞膜をくびり切るようにして小胞を作ります。以上の過程は「エンドサイトーシス（endocytosis）」と呼ばれ、このようにして作られた小胞は「エンドサイトーシス小胞」と呼ばれます。

「エンド（endo-）」とは「内」という意味の接頭語です。細胞外のものを「内」側に取り込むのがエンドサイトーシスです。

エキソサイトーシス

今のエンドサイトーシスの状況をビデオに収めて、そのビデオを逆再生してみましょう。分子を包み込んだ小胞が、今度は細胞膜に近づいて融合し、やがて口を開くようにして、中にある分子を外に分泌する様子がみえるでしょう。この過程は「開口分泌」、あるいは「エキソサイトーシス（exocytosis）」といいます。

「エキソ（exo-）」とは「外」という意味の接頭語です。細胞の内側にあるものを「外」に分泌するのがエキソサイトーシスです。

リサイクル経路とトランスサイトーシス

　細胞の外から内側へエンドサイトーシスによって取り込んだ分子を、そのままの形でエキソサイトーシスによって細胞の外に分泌することがあります。この現象は、分子を分泌する場所によって2通りの場合があります。

　1つは、分子を取り込んだ側と"同じ側"で分子を分泌する場合で、「リサイクル（recycling）経路」といいます。そしてもう1つは、分子を取り込んだ側の"反対側"で分子を分泌する場合で、「トランスサイトーシス（transcytosis）」といいます。

　「トランス（trans-）」にはさまざまな意味がありますが、ここでいう「トランス」には「向こう側へ」という意味があります。「ある側」から取り込んだ分子を「向こう側へ」と分泌するのがトランスサイトーシスです。

　これからIgAとIgGをお母さんの側から赤ちゃんの側へと届ける、トランスサイトーシスの物語を観劇したいと思います。

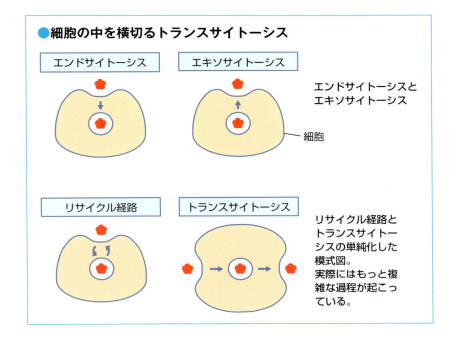

エンドサイトーシスとエキソサイトーシス

リサイクル経路とトランスサイトーシスの単純化した模式図。
実際にはもっと複雑な過程が起こっている。

scene 8.3 母乳が出るしくみ

乳を搾る細胞がいる！―筋上皮細胞

はじめに、乳腺についてお話しします。

乳腺は下の絵のように、乳汁を作り出す腺房と、乳汁を外に送り出す導管（乳管）からできています。

赤ちゃんが母親の乳首を吸うと、その刺激は神経を介して母親の脳の視床下部に伝わります。そして、視床下部の特定の細胞が作ったオキシトシンという物質が血液中に分泌されます。やがて、血流を巡って乳腺にたどり着いたオキシトシンは、乳腺の腺房をヒトデのように包み込む筋上皮細胞を収縮させて、乳を搾らせます。細胞が乳を搾るという、想像するだけでも微笑ましい光景です。

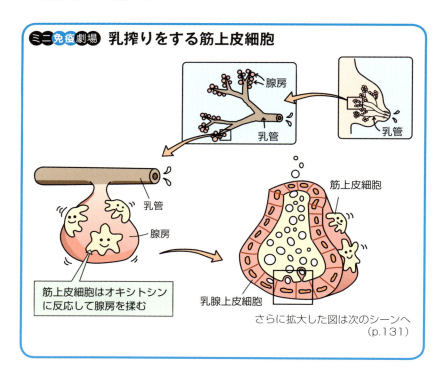

ミニ免疫劇場 乳搾りをする筋上皮細胞

さらに拡大した図は次のシーンへ（p.131）

scene 8.4 細胞の中を横切る IgA

乳汁を作り出す細胞—乳腺上皮細胞

　さて、腺房の乳腺上皮細胞が乳汁を作り出す様子をみてみましょう。腺房を"袋"に見立てれば、"袋の中の空間"に相当する部分を「腺腔」といいます。腺房の乳腺上皮細胞は、腺腔の方向へ糖質（乳糖）、脂質（乳脂肪）、タンパク質（カゼインや IgA クラスの抗体など）を送り出すことによって乳汁を腺腔に蓄えます。

乳脂肪の分泌—アポクリン分泌

　乳腺上皮細胞の中で作られた脂質は、まず脂肪滴としてだんだんと大きく成長します。そして細胞膜に包まれたまま、分泌される腺腔の方向へと顔をのぞかせ、やがて細胞膜とともに「乳脂肪球」として切り出されます。

　この過程は「アポクリン（apocrine）分泌」と呼ばれています。「アポ（apo-）」とはここでは「離れて」、「離れる」（away from, separate）という意味で、「細胞膜ごとちぎって離す」という意味が込められています。

　ちなみに「クリン（-crine）」には「分泌」という意味がありますので、「〜クリン分泌」は同語反復になってしまいますが、細かいことは気にせず先に進みましょう。

IgA の分泌—トランスサイトーシス

　乳腺上皮細胞は、乳脂肪だけでなくさまざまなタンパク質を腺腔に送り出します。チーズの原料としても知られるカゼイン（casein, ラテン語で"*caseus*"は「チーズ」の意味）も、乳腺上皮細胞自身によって作られ、先ほどお話ししたエキソサイトーシス（p.126）によって、腺腔側に送り出されます。乳腺上皮細胞が腺腔に送り出すタンパク質のなかでも大切なのが、IgA クラスの抗体です。しかしながら、IgA クラスの抗体は乳腺上皮細胞が作るわけではありません。IgA クラスの抗体を作るのは、あくまでも母親の B 細胞です。これはどういうことでしょうか。

IgA の出所は？

　実は、授乳期の乳腺上皮細胞は、IgA を発射する B 細胞を、あらかじめそばに呼び寄せています*。そして、B 細胞から発射された IgA クラスの抗体を、乳腺上皮細胞が拾い上げて、細胞の中をトランスサイトーシスによって細胞の中を横切らせて、やがて腺腔側に送り出すのです（図の右）。

　今の話をもうすこし詳しくみてみましょう。

　乳腺上皮細胞の、腺腔とは反対側（基底膜側）の細胞膜には、IgA を拾い上げる"手"があります。IgA は、右のページの図のように 2 つ分子が背中合わせにくっついた「二量体」として存在します。乳腺上皮細胞が二量体 IgA を拾い上げる"手"は「ポリ Ig 受容体（poly-Ig receptor）」といいます。ポリ Ig 受容体は、抗体（この場合は二量体 IgA）の Fc 部分をつかまえる「Fc 受容体」の 1 つです（p.124）。

　いま、この"手"が二量体 IgA を拾い上げると、近くの細胞膜が内側にくびれて小胞となることで、二量体 IgA が細胞の内側に取り込まれます。scene 8.2（p.126）でみたエンドサイトーシスです。

　二量体 IgA を運ぶこの小胞が、乳汁を蓄える方向（腺腔側）に移動して、やがて腺腔側の細胞膜と融合して開口すると、二量体 IgA が細胞の外にさらされます。

　このときに、ポリ Ig 受容体は二量体 IgA を手放せばよいものを、手放すどころか細胞膜と袂を分かち、二量体 IgA をつかんだまま二量体 IgA と一緒に腺腔の中に飛び出します。

　このようにして二量体 IgA と一緒に乳汁中に躍り出たポリ Ig 受容体は、「分泌成分」（secretory component）と名を改めます。赤ちゃんに飲み込まれた母親の二量体 IgA は、赤ちゃんの腸の中で腸内細菌に由来するタンパク質分解酵素と出会うのですが、分泌成分が二量体 IgA を守ってくれるおかげで、二量体 IgA は分解されずに済みます。

　細胞膜ごとちぎって乳脂肪を腺腔に送ったり、分子（ポリ Ig 受容体）をちぎって二量体 IgA を腺腔に届ける様子は、まるで母の子に対する献身ぶりを、分子のレベルで象徴しているかのようです。

免疫劇場 乳脂肪のアポクリン分泌と IgA のトランスサイトーシス

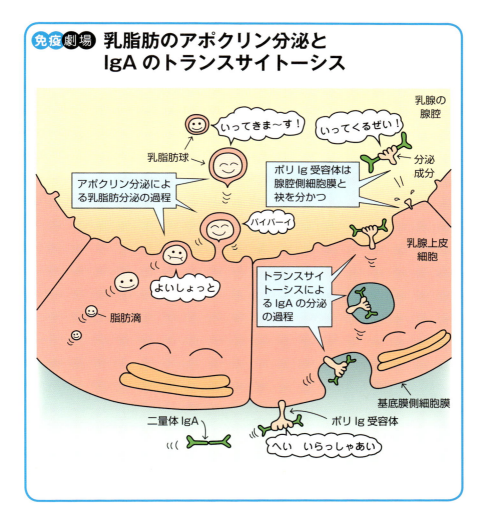

* **ちょっと詳しく：ここでも活躍するケモカイン**
  ～ IgA を分泌する B 細胞を呼び寄せる

細胞が細胞を呼び寄せる分子「ケモカイン」を覚えていますか（p.22）。ある細胞がある種のケモカインを放出すると、そのケモカインと相性の合う（特異的に結合する）受容体をもった細胞が引き寄せられます。

たとえば、授乳中のマウスの乳腺の上皮細胞は、CCL28 というケモカインをたくさん放出します。一方、IgA を分泌する母親マウスの B 細胞は、CCL28 と相性のよいケモカイン受容体（CCR10）をもっているので、IgA を分泌する B 細胞は授乳中の乳腺に集まりやすくなるというわけです（J Exp Med. 2004；200：805.）。それは、とても理にかなった生命現象といえます。

scene 8.5 IgGを運ぶ慈愛の分子 FcRn

IgAクラスの抗体が、母乳を介して子へ届けられる様子をみてきました。母から子へ受け渡されるもう1つの免疫学的プレゼントとして、胎盤を介して届けられるIgGクラスの抗体があります。

母乳を介したIgAの輸送や、胎盤を介したIgGの輸送は、教科書では母から子への「受動伝達免疫（passive transfer of immunity）」と呼ばれています。しかしながら、母から子へのIgGの輸送は、どちらかというと胎児の細胞による「能動的」なプロセスとみることもできます。

どういうことかというと、胎盤における胎児側の細胞（合胞体栄養膜細胞）が母親のIgGを「新生児Fc受容体」（neonatal Fc receptor；FcRn）と呼ばれるFc受容体でしっかりと抱きとめ、そしてしばらく離さずにトランスサイトーシスによって胎児側に運びます。その結果、胎児の血液中のIgGの濃度は、母親の血液中のIgGの濃度よりも濃くなるのです。このとき、2つのFcRn分子が1つのIgG分子と結合しますが、その立体構造を、目を細めながら遠くから眺めてみましょう。IgGを大切そうに包み込む、慈愛に満ちあふれたFcRnの「すがたかたち」がみえてきませんか？

ミニ免疫劇場　FcRnの立体構造と恐竜ちゃんです

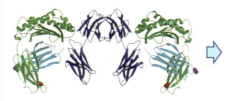
上の図を目を細めて遠くから眺めてみると……

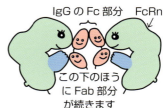
慈愛に満ちあふれた恐竜ちゃんが見えてきました！

Raghavan M, Wang Y, Bjorkman PJ. Effects of receptor dimerization on the interaction between the class I major histocompatibility complex-related Fc receptor and IgG. Proc Natl Acad Sci U S A. 1995 ; 92 : 11200-4.Fig 1A より許可を得て引用（左の図、Copyright (1995) National Academy of Sciences, U.S.A.）と作画（右の図）

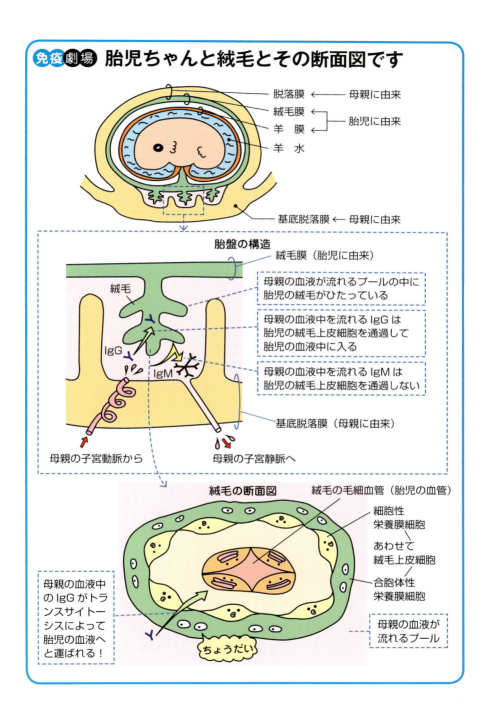

scene 8.6 血管内皮細胞のFcRnも"慈愛"に満ちあふれている

　今の話で、FcRnによるIgGの輸送が大切な生命現象であることがおわかりいただけたかと思います。しかしながら、FcRnがIgGを運ぶ具体的な様子がわかり始めたのは、実は21世紀に入ってからです。その一端を観劇する前に、FcRnとは性格が正反対の分子を紹介しましょう。それは「低比重リポタンパク受容体」と呼ばれる分子です。

血液中でコレステロールを運ぶ"船"―低比重リポタンパク

　ここでいきなり「低比重リポタンパク」といわれても耳慣れないと思いますが、「コレステロール」なら日常用語としてもなじみ深いでしょう。コレステロールは「脂質」の一種です。脂質とはタンパク質、糖質にならぶ三大栄養素の1つで、"水に溶けにくい"という性質があります。

　水に溶けにくい脂質（lipid）が血液中を流れるときは、あるタンパク質（protein）と結合して「リポタンパク（lipoprotein）」という粒子になる必要があります。リポタンパクは血液中で脂質を運ぶ"船"のようなものといえます。

　リポタンパクのなかでもコレステロールを多く含むものが低比重リポタンパク（low density lipoprotein；LDL）です。LDLは右のページの図のように、コレステロールやコレステロールエステル（コレステロールと脂肪酸がエステル結合［$\mathrm{-O-\overset{O}{\overset{\|}{C}}-O-}$］で結合したもの）、リン脂質そしてアポリポタンパクB*からできています。

---

*　**ちょっと詳しく：アポリポタンパク**
リポタンパク質を構成するタンパク質、言い換えればリポタンパクから脂質成分を離したタンパク質を「アポリポタンパク（apolipoprotein）」といいます。「アポ（apo-）」とは「離れて」、「離れる」（away from, separate）という意味の接頭語で、細胞膜をちぎって離しながら内容物を分泌する「アポクリン分泌」（p.129）や、「木の葉が枝から離れ落ちること」に由来する「アポトーシス（プログラムされた細胞死）」（p.100）でも出てきました。

分子細胞生物学ノート 血液中でコレステロールを運ぶ "船"—低比重リポタンパク(LDL)—

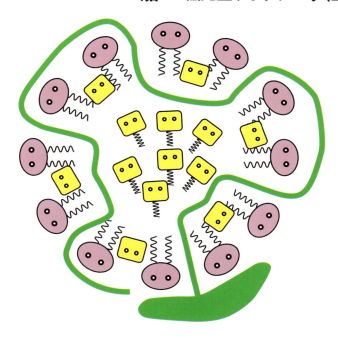

 コレステロール

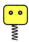 コレステロールエステル

リン脂質

アポリポタンパクB

▶コレステロールとコレステロールエステルは、リン脂質とアポリポタンパクBに包まれた球状の構造物(低比重リポタンパク)として血液中を流れます。
コレステロールエステルとは、コレステロール()と脂肪酸()とがエステル結合($-\overset{O}{\underset{\|}{C}}-O-$)で結びついた分子です。

リン脂質は、水になじみやすい部分(親水性頭部基)と水になじみにくい部分(疎水性尾部)の両方をもつ分子で、細胞膜の主成分にもなります。

(参考)細胞の分子生物学第6版 733頁 Fig13-51

クールな低比重リポタンパク受容体

さて、血液中でコレステロールを運ぶ低比重リポタンパク（LDL）は、血液の流れに乗って肝臓まで届くと、肝臓の細胞の表面にあるLDL受容体に結合します。そして、そのままエンドサイトーシスによって細胞の中に取り込まれます。これを「受容体を介したエンドサイトーシス」といいます。

LDLを細胞の表面でつかまえたLDL受容体は、しばらくLDLをつかまえたまま細胞内の旅をともにしますが、細胞の中の"胃袋"に相当するエンドソームに到着すると、LDL受容体はLDLを手放してしまいます。この段階のエンドソームは、正確には「初期エンドソーム」と呼ばれます。

LDLを手放したLDL受容体は、初期エンドソームからさっさと脱出して細胞膜に戻ります。

一方、初期エンドソームに取り残されたLDLはどうなるのでしょうか。初期エンドソームは、時間が経つと「後期エンドソーム」に変化します。後期エンドソームは、消化酵素をたくさん含んだリソソームと融合すると「エンドリソソーム」になります。エンドリソソームは細胞の"小腸"に相当する場所です。私たちの小腸の中で消化酵素による消化活動が営まれるように、エンドリソソームの中では、リソソームに由来する消化酵素による消化活動が営まれます。そして、LDLもエンドリソソームの中で分解されます。

細胞劇場 クールな LDL 受容体

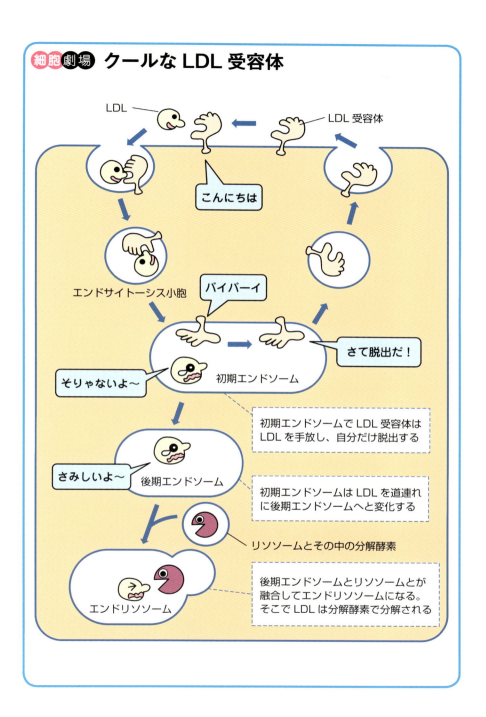

LDL受容体とは対照的なFcRn

今みてきたLDL受容体とはまったく対照的な分子がFcRnです。

肝臓の細胞のLDL受容体が、細胞の表面でLDLをつかまえるのに対して、ある種の細胞のFcRnは、細胞内のエンドソームでIgGを奥ゆかしく待っていることがわかっています。胎児の絨毛細胞のFcRnについてはまだわかっていないことが多いのですが、ここでは血管の内面をタイルのように覆う血管内皮細胞のFcRnの働きぶりをのぞいてみましょう（J Immunol. 2004 ; 172 : 2021.）。

血液中に溶けているIgGは、血管内皮細胞に細胞外液ごと"丸のみ"されます（液相飲作用）。血管内皮細胞に飲み込まれたIgGは、初期エンドソームの中で待っているFcRnと出会います。

LDL受容体が初期エンドソームの中でLDLを手放して、自分だけさっさと脱出するのとは対照的に、FcRnはIgGをしっかりと抱き止めたまま、しばらく細胞内の旅をともにします。やがてFcRnは、IgGを細胞の外へそっと送り出します。

このように、早期エンドソームでFcRnに結合することのできたIgGは再び細胞の外に行くことができますが、FcRnに結合できなかったIgGは、あのLDLと同じく、エンドリソソームで分解される道を歩みます。

以上のようなしくみによってIgGは、血液の中に戻っては血管内皮細胞に飲み込まれてFcRnに守られる、ということをくり返します。IgGがほかのタンパク質に比べて血液中で長く存在することができるのはこのしくみのためです。赤ちゃんの血液中に半年以上もの長い間にわたって母親由来のIgGが保たれるのも、血管内皮細胞のFcRnのおかげなのです。

ところで、そもそも胎盤でのIgGの輸送において活躍するFcRnが「胎盤の」や「胎児の」ではなく「新生児の（neonatal）」と呼ばれるのは、FcRnがマウスやラットの新生児の腸管上皮細胞で初めて見つかったからです。マウスやラットの新生児は、母乳中に分泌されたIgG（ここではIgAではありません）を、腸管上皮細胞がもつFcRnを使って能動的に吸収します。ネズミもヒトも、母子ともども頑張っています。

談話室

FcRn の慈愛が臨床の現場でも生かされている

　この幕でお話しした FcRn による IgG の保護作用は、臨床の世界でも生かされています。

　あるタンパク質を薬として血液中に長くとどめたい場合、そのタンパク質と IgG の Fc 部分とを遺伝子工学技術によって結合させます。すると血管内皮細胞の FcRn が Fc 部分を保護してくれるため、Fc 部分を結合させた薬剤が分解されにくくなります。

　ところで、血液中にある自己抗体の量を減らしたい場合に、体の外から IgG を大量に注射することがあります（免疫グロブリン大量療法）。

　免疫グロブリン大量療法が効果を発揮するしくみはいくつか考えられえていますが、その 1 つは、血管内皮細胞の FcRn を大量の IgG で埋め尽くすことです（飽和）。血管内皮細胞の FcRn が、外から与えられた IgG で飽和すると、血液中にある自己抗体は FcRn に守られず、エンドリソームでの分解の道をたどると考えられます（N Engl J Med. 2012；367：2015.）。

　以上のように、FcRn の慈愛に満ちた行動は、生命現象においても臨床医学の現場においても十分に生かされています。

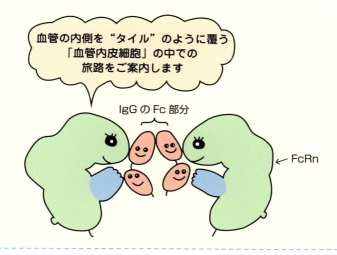

第8幕　母と子の免疫学

細胞劇場 慈愛に満ちた FcRn

血管内皮細胞

IgG

きゃあ〜こわいよ〜

こわくなかった！

ようこそ ♥

FcRn

IgG は血管内皮細胞によって細胞外液ごと飲み込まれる（液相飲作用）

FcRn は初期エンドソームで IgG を奥ゆかしく待っている

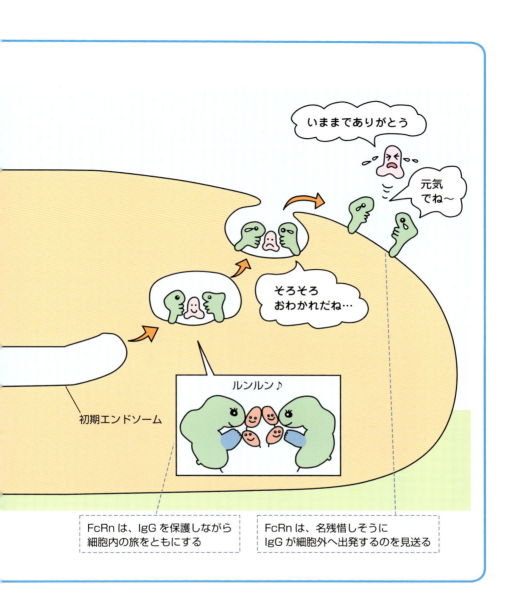

第 8 幕のまとめ

●細胞内を旅する4つの経路

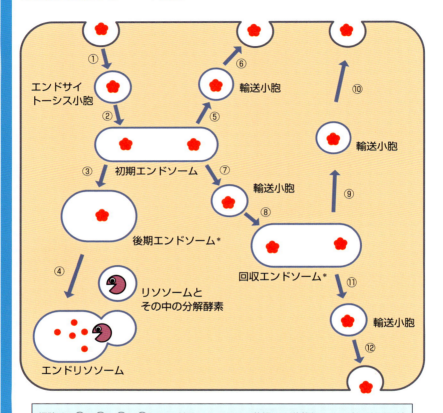

経路 A. ①→②→③→④：エンドリソームでの分解への道（例：LDL がたどる経路）
経路 B. ①→②→⑤→⑥：早いリサイクル経路（例：LDL 受容体がたどる経路）
経路 C. ①→②→⑦→⑧→⑨→⑩：遅いリサイクル経路
　　　　（例：血管内皮細胞の FcRn に運ばれる IgG）
経路 D. ①→②→⑦→⑧→⑪→⑫：トランスサイトーシス
　　　　（例：母から子へ届けられる IgA や IgG）

＊　後期エンドソームを経由するとタンパク質は分解される道を歩むのに対し、回収エンドソームを経由するとタンパク質は回収（リサイクル）されるかトランスサイトーシスの道を歩みます。

第3部
臨床免疫学序説

さまざまな疾患と免疫とのかかわり

「免疫」の本来の役割は「疫」病から「免」れること、すなわち病原体による感染症から身を守ることです。それは、「自己」と「非自己」とをはっきりと区別し、「自己」には反応せず、「非自己」にのみ反応するものとして長く理解されてきました。

しかしながら、免疫は「自己」の成分に対して反応を起こすこともあれば（自己免疫）、「非自己」に対してあえて反応しないことがあるのでした（非自己抗原に対する免疫学的寛容）。

「非自己」に対してあえて反応しないしくみがあるからこそ、私たちは日々食物という「非自己」を食べることができ、お母さんは胎児という「非自己」を宿すことができるのです。

「病原体から身を守ること」、「食べること」、そして「妊娠を維持すること」といった生命現象を支えているのが免疫ですが、免疫はさまざまな疾患にもかかわっています。

花粉やホコリなどの無害なものに対して過剰な免疫が起こるアレルギー、自分自身の成分に対して免疫が起こる自己免疫疾患、そして移植された臓器を拒絶する反応はもちろんのこと、動脈硬化や痛風といった免疫とは一見関係のなさそうな疾患においても、自然免疫応答の過剰としての側面があることがわかってきました。

このように、生命科学にも臨床医学にも深くかかわる免疫学が網羅する範囲は広大で、全体像を把握するのは日々むずかしくなっていますが、少しでも見通しをよくする地図帳を紹介し、それに沿っていくつかの疾患を検討したいと思います。

第3部への前奏曲
臨床免疫の地図帳

　右の図は、さまざまな生命現象やさまざまな疾患と免疫応答とのかかわりを1枚にまとめたものです。

　図の縦軸は、免疫応答が強いか弱いかを表現する軸です。縦軸の上方向は免疫応答の過剰を意味し、縦軸の下方向は、免疫応答の低下を意味しています。

　図の横軸は、免疫応答の特異性が高いか低いかを表す軸です。p.12 でもお話ししたように、ある特定のものだけに反応し、ほかのものには見向きもしない反応を「特異性が高い反応」と表現します。

　逆に、ある特定のものに限らず複数のものに反応するとき、「特異性が低い反応」と表現されます。

　すると、右上のコーナーは、特異性が高い免疫応答（適応免疫応答）の過剰を表すことができます。アレルギー（本来無害な抗原に対する適応免疫応答の過剰）、自己免疫疾患（自己抗原に対する適応免疫応答の過剰）、移植片拒絶反応（移植した臓器に対する適応免疫応答の過剰）をここに位置づけることができます。

　これに対して、左上のコーナーは免疫応答の非特異的な活性化、あるいは特異性が低い免疫応答（自然免疫応答）の過剰を表すことができます。炎症性サイトカインに代表される、自然免疫応答にかかわる分子の過剰作用によって生じる慢性炎症性疾患をここに位置づけることができます。また、明らかな外的な原因がないのに「自動的（automatic、英語）」もしくは「自己目的的（autotélique、フランス語）」に過剰な炎症が生じるのが自己炎症性疾患（autoinflammatory disease）です。

　自然免疫応答の過剰のなかでも重症なのが敗血症に代表される全身性炎症反応症候群です。全身性炎症反応症候群は炎症性サイトカインが全身にばらまかれることで生じます。

　また、動脈硬化や痛風は免疫とは一見関係がなさそうにみえますが、自然免疫応答の過剰が関与していることがわかってきました。

臨床免疫の地図帳

反応の過剰

特異性が低い「自然免疫応答」の過剰

- ☑ **全身性炎症反応症候群**：炎症性サイトカインが全身にばらまかれることで生じる（p.172）
- ☑ **自己炎症性疾患**：感染症などの明らかな原因なしに炎症がひとりでに生じる（p.182）
- ☑ **動脈硬化や痛風**においても自然免疫応答の過剰としての側面がある（p.183〜185）

特異性が高い「適応免疫応答」の過剰

- ☑ **アレルギー**：無害なものに対する適応免疫応答の過剰（p.147）
- ☑ **自己免疫疾患**：自己抗原に対する適応免疫応答の過剰（p.104）
- ☑ **移植片拒絶反応**：移植された臓器に対する適応免疫応答の過剰（p.58）

特異性 低 ←→ **特異性 高**

免疫応答の非特異的（全般的）な低下 生体防御機能の低下

- ☑ 先天的な生体防御機能の低下
- ☑ 後天性の生体防御機能の低下
  - ☑ ステロイドや免疫抑制薬による生体防御機能の低下
  - ☑ **後天性免疫不全症候群**（p.231）

免疫応答の特異的な低下 免疫学的寛容

- ☑ 自己に対する寛容（**自己寛容**）（p.93、103）
- ☑ 胎児に対する寛容（**妊娠の維持**）（p.116）
- ☑ 食物に対する寛容（**経口寛容**）
- ☑ **がん細胞**による免疫応答からの逃亡（p.215）

反応の低下

　左下のコーナーは、免疫がいろいろなものに反応できなくなった状態、すなわち「生体防御機能の低下」を表しています。代表的な疾患が後天性免疫不全症候群です。このコーナーを「免疫不全」と呼ばずに、「生体防御機能の低下」と表現した理由についてはあとでお話しします（p.238）。

　最後に右下のコーナーですが、特定のものに対して免疫反応が特異的に低下した状態を表していて、これが第6幕から第7幕にかけてお話しした「免疫学的寛容」にほかなりません。

　この図を私は10年間かけて作成し、さらに10年以上かけて熟成してきました。みなさんの勉強に役立てていただければと思います。

> これから始まる第9幕の内容

臨床免疫の地図帳

反応の過剰 ↑

特異性が低い「自然免疫応答」の過剰
- ☑ 全身性炎症反応症候群
- ☑ 自己炎症性疾患
- ☑ 動脈硬化や痛風

特異性が高い「適応免疫応答」の過剰
- ☑ アレルギー
- ☑ 自己免疫疾患
- ☑ 移植片拒絶反応

← 特異性 低　　　　　特異性 高 →

免疫応答の非特異的(全般的)な低下　生体防御機能の低下
- ☑ 先天的な生体防御機能の低下
- ☑ 後天性の生体防御機能の低下
  - ☑ ステロイドや免疫抑制薬による生体防御機能の低下
  - ☑ **後天性免疫不全症候群**

免疫応答の特異的な低下　免疫学的寛容
- ☑ 自己に対する寛容（**自己寛容**）
- ☑ 胎児に対する寛容（**妊娠の維持**）
- ☑ 食物に対する寛容（**経口寛容**）
- ☑ **がん細胞**による免疫応答からの逃亡

↓ **反応の低下**

第9幕 適応免疫応答の過剰

まだ謎の多いアレルギーの話

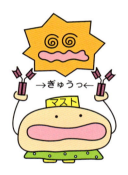

適応免疫応答の過剰として、花粉症に代表されるアレルギーを取り上げたいと思います。花粉症では、私たちにとってまったく無害であるはずの花粉に対して、免疫担当細胞たちが過剰に反応することで、「くしゃみ・鼻みず・鼻づまり」などが起こります。花粉やホコリといった本来無害なものに対して過剰に免疫応答が起こってしまい、結果的にからだに危害を与えてしまう病態を「アレルギー」といいます。

アレルギーというのは、ギリシャ語のアロス（変わる）とエルゴン（力、反応）という言葉を組み合わせてできた造語で、「本来なら疫病（感染症）を免れるはずの免疫応答が、かえって有害な反応に変わる」という意味合いが込められています。そのしくみを花粉症や気管支喘息を例にとってみていきましょう。多くの人たちが悩まされているアレルギーですが、まだわかっていないことがたくさんあります。

scene 9.1 ちょっと図書館で調べもの──「過敏反応」と「アレルギー」

　第9幕では、「適応免疫応答の過剰」であるアレルギーをみていきますが、その前に大切な用語の意味を2つだけ調べておきたいと思います。それは、「過敏反応」と「アレルギー」です。

　まず「過敏反応」の意味ですが、これは「ある刺激に対する過剰な反応」のことです*。

　過敏反応には以下の2つの種類があります。
　　（1）免疫応答とは関係のない過敏反応
　　（2）適応免疫応答が関係する過敏反応

　（1）の「免疫応答とは関係のない過敏反応」の例として、乳糖分解酵素の活性が落ちているために、牛乳を飲むたびに下痢をしてしまう反応があります（乳糖不耐症）。

　（2）の「適応免疫応答が関係する過敏反応」ですが、これを広く「アレルギー」と定義する仕方があります。

　その一方で、これからお話しするIgEクラスの抗体が関与する過敏反応だけを「アレルギー」と定義する仕方があります。抗体は免疫グロブリン（immunoglulin）の別名をもち、IgG、IgA、IgM、IgD、IgEのクラスに分かれます（p.124）。そして、IgEクラスの抗体が認識する抗原は、「アレルギーの原因抗原」という意味で「アレルゲン」と呼ばれます。

　このように「アレルギー」の定義は、教科書ごとに異なるため、学習する側に立つと戸惑ってしまいます。

　この本では、「適応免疫応答が関係する過敏反応」を"広い意味でのアレルギー"と呼び、「IgEクラスの抗体が関与する過敏反応」を"狭い意味でのアレルギー"と呼んで話を進めましょう。

　IgEクラスの抗体が関与する過敏反応は、古典的にI型過敏反応とも呼ばれ、その他の過敏反応はII型からIV型まで分類されています。まずはI型過敏反応からみていきます。

●抗体のクラス分け

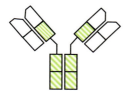

▶重鎖の定常領域（　　）の違いによって、抗体は IgG、IgA、IgM、IgD、IgE の 5 つのクラスに分かれます。

重鎖の定常領域

●アレルギーと過敏反応との関係

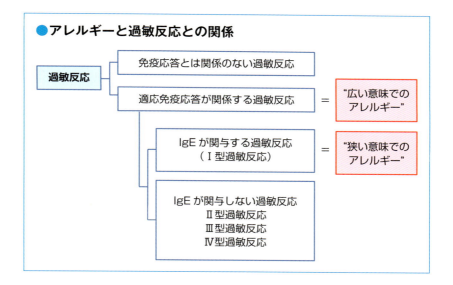

ミニメモ　過敏症とは？

　過敏症（過敏反応）とは、より正確には「正常被験者には耐えられる一定量の刺激への曝露により、客観的に再現可能な徴候をひきおこす疾患（反応）」と定義されています（世界アレルギー機構 2004 年、日本語訳は小児科診療 2005 年、8 号、1379 頁）。とてもむずかしい定義ですね。図書館での調べものはこのくらいにして、免疫の話に戻ることにしましょう。

scene 9.2　IgE が I 型過敏反応の引き金

　私たちのまわりの空気中には、ホコリ（ハウスダスト）やダニ、花粉、ウイルスなどが飛び交っています。このうち、ホコリやダニや花粉などを抗原（アレルゲン、p.148）として、IgE クラスの抗体が作られるところから話は始まります。

マスト細胞が IgE をキャッチ

　B 細胞から発射された IgE は、「マスト細胞（mast cell）」と呼ばれる細胞に拾われます。

　マスト細胞は、皮膚や気道粘膜や腸管粘膜のすぐ下に広く分布している細胞で、中に比較的大きな顆粒をもっています。その顆粒の中にはヒスタミンやセロトニンといった秘密兵器、すなわち「化学伝達物質（chemical mediator）」が隠されています。

　皮膚や気道粘膜、そして腸管粘膜といえば、私たちのからだが外界に接している部分です。そのような場所のすぐそばで門番をしている細胞としてマクロファージと樹状細胞がいたのを覚えていますか（p.18）。マスト細胞もマクロファージと樹状細胞と同じく、外界に接する場所のすぐそばで門番をしています。「3 匹のこぶた」の物語ではありませんが、これで 3 種類の門番たちがそろいました。

IgE がフォーク代わり

　IgE を拾ったマスト細胞は、もう一度同じアレルゲンが侵入してくると IgE を 2 本のフォークのように使ってアレルゲンをつかまえて*、秘密兵器である化学伝達物質を放出します。

＊　抗体を"Y"の文字に見立てると、Y の字の"縦の棒"に相当するのが Fc 部分で、これをつかまえる受容体を Fc 受容体といいます（p.124）。マスト細胞が IgE を拾う Fc 受容体は「I 型 Fcε 受容体」といいます（ε［イプシロン］は IgE の"E"にちなんだギリシャ文字）。マスト細胞が IgE を拾った状態で、その IgE が認識する抗原（アレルゲン）が 2 度目に結合すると、右の図のようにマスト細胞上の I 型 Fcε 受容体どうしが近づきます。これがマスト細胞にとって刺激となって化学伝達物質が放出されます。このように、抗原によって Fc 受容体どうしが近づくことを「架橋」といいます。

免疫のスケッチ マスト細胞が IgE をキャッチすると……

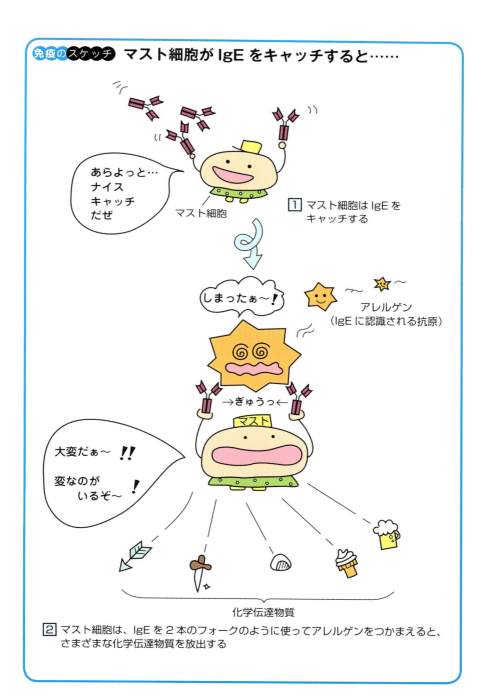

scene 9.3 マスト細胞から化学伝達物質がばらまかれると…

　さて、マスト細胞から放出される化学伝達物質は何を引き起こすのでしょうか。花粉症と気管支喘息とを例にとりながら、その様子をみてみましょう。

花粉症とヒスタミン

　マスト細胞から放出される代表的な化学伝達物質の1つにヒスタミン (histamine) があります。花粉症の季節になると、「ヒスタミンの作用をブロック！」という宣伝文句の目薬や鼻炎用薬品のCMが流れるのを聞いた覚えはありませんか。ヒスタミンは、細胞の表面にある鍵穴のような部分（ヒスタミン受容体）にくっつきます。細胞は、これを刺激としてさまざまな反応をして異物を排除しようとします。この反応が花粉症の場合には、くしゃみや目のかゆみとして表れます。その他、ヒスタミンは発疹や呼吸困難の原因にもなります。

　「くしゃみ・鼻みず・鼻づまり」に代表される鼻アレルギーについてもう少し詳しくみていきましょう。たとえば花粉に対してIgEがいったん作られると、鼻粘膜下のマスト細胞がIgEをつかまえます。そして再び花粉が侵入したときに鼻粘膜下のマスト細胞がIgEで花粉をつかまえて化学伝達物質を放出するわけですが、化学伝達物質が神経を刺激すればくしゃみや鼻水が出ます。また化学伝達物質によって血管の透過性が上がると、タンパク質や細胞が血管の外にしみ出して鼻の粘膜がむくんでしまいます。鼻がつまるのは、そのためです。

　花粉症に対する目薬や飲み薬（内服薬）には、このヒスタミンの作用を抑える抗ヒスタミン薬が入っています。抗ヒスタミン薬は、血管や神経の細胞にあるヒスタミンが結合する部分に先回りして自分が結合し、ヒスタミンの結合をじゃまします。そのため、ヒスタミンがマスト細胞から分泌されてもアレルギー反応が抑えられます。しかしながら抗ヒスタミン薬だけでアレルギー反応を完全に抑えられないのは、アレルギー反応を仲介する化学伝達物質がヒスタミンだけではないからです。

談話室

マスト細胞の「マスト」とは？

　マスト細胞（ドイツ語でMastzelle）は、「抗体」の命名者としても名高いパウル・エールリヒ（p.43）によって発見され、名づけられました。エールリヒがまだ24歳だった1878年のことです。ドイツ語の"マスト"はギリシャ語の"マストス（乳房）"に由来します。マスト細胞は、乳房のようにふくよかで、栄養を与え育む（nourishing）細胞のようにみえたことから、その名がつけられました。実際にはマスト細胞は周りに栄養を供給するわけではなく、Ⅰ型過敏反応（狭い意味でのアレルギー）を引き起こす化学伝達物質を放出します。しかしその一方で、マスト細胞はさまざまな増殖因子を放出して、損傷した組織を修復する働きも担っています。マスト細胞が放出する増殖因子は、周囲の組織を育て上げているともいえるので、「マスト細胞」という用語は「先見の明をもった用語（'provisional' term）」として再評価されています（Br J Haematol. 2003：123：19.）。

胃潰瘍とヒスタミン

　花粉症と胃潰瘍とはお互いにまったく異なってみえますが、実は両方ともヒスタミンが深くかかわっています。ヒスタミンがさまざまな細胞の表面の受容体に結合するとアレルギー（狭い意味）が起こることをみてきましたが、これらの細胞に共通するヒスタミンの受容体はH1受容体と呼ばれています。

　一方、ヒスタミンを受け止めて胃酸を出す細胞（胃壁細胞）のヒスタミン受容体はH2受容体と呼ばれています。胃酸が多く出すぎると、胃の粘膜がえぐれて（びらん）、ひどい場合には胃潰瘍になります。

　花粉症の治療には、ヒスタミンがH1受容体と結合するのをじゃまする薬（H1ブロッカー）が使われ、胃潰瘍の治療には、ヒスタミンがH2受容体と結合するのをじゃまする薬（H2ブロッカー）が使われます。

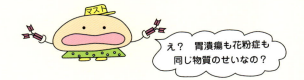

気管支喘息とロイコトリエン

今度は気管支喘息の場合をみていきましょう。

気管支喘息においても、マスト細胞から放出される化学伝達物質が大きな一因となっていますが、ヒスタミンよりもロイコトリエン（leukotriene）と呼ばれる化学伝達物質のほうが重要です。ですから喘息の治療薬としては、ヒスタミンの作用をブロックする薬ではなく、ロイコトリエンの作用をブロックする薬が使われています。

マスト細胞がヒスタミンを放出するしくみとロイコトリエンを放出するしくみは異なっています。

ヒスタミンの場合には、マスト細胞はあらかじめ作っておいたヒスタミンを細胞内の"隠し玉（顆粒）"の中にしまっておいて、いざ IgE で抗原をつかまえて興奮したときに、その顆粒からヒスタミンを放出します（脱顆粒）。

これに対してロイコトリエンの場合には、IgE で抗原をつかまえて興奮したマスト細胞が、新たに作ってから放出します。

興奮したマスト細胞は、まず自分の細胞膜からアラキドン酸と呼ばれる脂肪酸を切り出します。そして、アラキドン酸をリポキシゲナーゼという酵素で加工してさまざまなロイコトリエンを作ります。ロイコトリエンのなかでも、ロイコトリエン C_4 とその分解産物であるロイコトリエン D_4、E_4 は、まとめて「システイニルロイコトリエン」と呼ばれます。

システイニルロイコトリエンは、気管支をリング状に取り巻く平滑筋という筋肉に作用して収縮させるので、気管支は狭くなります。喘息発作のときに吸った息をなかなか吐くことができないのはこのためです。システイニルロイコトリエンはまた、気管支の粘液産生細胞に働きかけて粘液を過剰に分泌させるので、呼吸をするのがますます苦しくなってしまいます。

以上が気管支喘息における反応ですが、実はこの反応には続きがあります。興奮したマスト細胞は、ロイコトリエン B_4 や複数の種類のサイトカインを放出して、さまざまな白血球を呼び寄せることで炎症（p.20）を起こします。喘息における「遅発相反応」の始まりです。

免疫のスケッチ 気管支喘息の病態

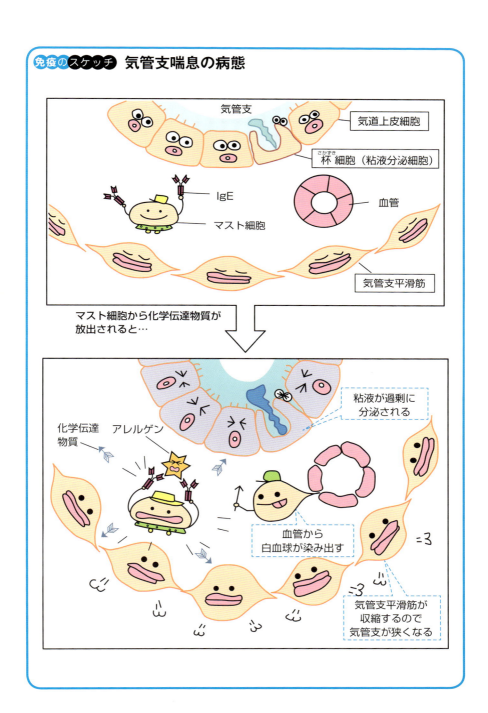

scene 9.4 遅れて参上！ ——2型ヘルパー T 細胞

　前のシーンでは、IgE で抗原（アレルゲン）をつかまえて興奮したマスト細胞が引き起こす早い段階の反応をみてきました。この早い段階の反応（即時反応、immediate reaction）は数分以内に始まり、1 時間以内に終わりますが、遅れて 2 〜 4 時間後に「遅発相反応（late-phase reaction）」が起こります。それは、興奮したマスト細胞によって呼び出された白血球たちによる反応です。呼び出される白血球のなかでも主役となるのが、「2 型ヘルパー T 細胞（Th2 細胞）」と呼ばれるエフェクター（仕事人）ヘルパー T 細胞と、その直轄部隊である「好酸球」です。抗体に IgG、IgA、IgM、IgD、IgE というクラスがあったように、エフェクターヘルパー T 細胞にも 1 型、2 型…とさまざまな兄弟（サブセット）がいたのです。

　さて、ダニや花粉などに由来する抗原断片を認識できるものの、まだ抗原断片と出会ったことのないナイーブヘルパー T 細胞は、やがて抗原断片と出会うと Th2 細胞となります（そのしくみは十分には解明されていません）。そして Th2 細胞は、興奮したマスト細胞が呼び寄せる場所に遅れて駆けつけます。駆けつけて何をするのかというと、インターロイキン -4、-5、-13 を出して、アレルギー反応を助長します（記憶術：ゼニガタ警部が「いざ、ごようだ」という。2 型、13、5、4）。

　Th2 細胞が放出するインターロイキン -5 は、直轄部隊の好酸球を活性化します。活性化した好酸球は細胞内の顆粒にもつ秘密兵器（主要塩基性タンパク質や主要カチオン性タンパク質）を放出します。それはマスト細胞が細胞内の顆粒にもつ秘密兵器よりも強力で、本来は寄生虫を破壊するための武器です。寄生虫がいないのにそのようなものが放出されたら、まわりの組織が傷害されてしまいます。

　Th2 細胞が放出するインターロイキン -4、-13 は、気管支で働けば粘液をたくさん出させます。腸で働けば腸液を分泌させ、腸を活発に動かします。それは、本来であれば寄生虫を気道の粘液や腸液にくるんで、咳や下痢として追い出す反応ですが、アレルギーとして起これば痰がからんで呼吸困難になったり、下痢として苦しむことになります。

scene 9.5 ヘルパーT細胞の兄弟姉妹と得意技

　興奮したマスト細胞によって呼び出され、炎症反応を助長して遅発相反応を指揮する2型ヘルパーT細胞（Th2細胞）を紹介しました。その他のタイプのエフェクターヘルパーT細胞をここであらためて紹介したいと思います。

　第1幕で細菌と戦う免疫応答において、エフェクターヘルパーT細胞がマクロファージや好中球を指揮する様子をみてきました。実は、マクロファージを直轄部隊として活性化するエフェクターヘルパーT細胞は「1型ヘルパーT細胞（Th1細胞）」と呼ばれています。そして、好中球を直轄部隊として活性化するエフェクターヘルパーT細胞は「17型ヘルパーT細胞（Th17細胞）」と呼ばれています。「17型」とは不思議な番号がつけられていますが、インターロイキン-17というサイトカインをおもに出すことからその名がつけられました。

　Th2細胞は、先ほどみたように好酸球をおもに指揮し、寄生虫の攻撃の指揮を得意としています。

　ところで、Th2細胞は、B細胞のIgE産生を指揮すると長い間考えられてきました。しかしながら、リンパ節に残ってB細胞の抗体産生を指揮するエフェクターヘルパーT細胞は、今では「濾胞性ヘルパーT細胞（follicular helper T cell：T_{FH}）」と呼ばれています。リンパ節の中のリンパ濾胞（lymphoid follicle）という場所で、濾胞性ヘルパーT細胞はB細胞と触れ合いながらB細胞の抗体産生を指揮するのです（記憶術：ふれあいの広場［Fureai-no-Hiroba］でB細胞を指揮するT_{FH}）。

　なお、ここで紹介した1型、2型、17型…の分類は絶対的ではありません。これらのいずれにも分類されないエフェクターT細胞や、1型と17型の両者の性質をもつエフェクターT細胞なども知られています。

　ともあれ、これだけたくさんの種類のエフェクターヘルパーT細胞がいるということは、さまざまな病原体に応じたさまざまな戦い方を、からだは備えているということを意味しています。

●エフェクターヘルパーT細胞の直轄部隊と得意技

エフェクターヘルパーT細胞	直轄部隊	得意技
1型ヘルパーT細胞 （Th1細胞）	マクロファージ	マクロファージ内にもぐり込んだ病原体の攻撃の指揮
17型ヘルパーT細胞 （Th17細胞）	好中球	細菌や真菌（いわゆるカビ）の攻撃の指揮
2型ヘルパーT細胞 （Th2細胞）	好酸球	寄生虫の攻撃の指揮
濾胞性ヘルパーT細胞 (follicular helper T cell；T_{FH})	B細胞	抗体産生の指揮

楽屋裏 Th17姉さんのセクシー（？）な数学講義

Th17姉 ねえ、2人ともおもしろい話聞いていかない？？

Th1、2兄弟 （げ、また始まった）いえ、ちょっとこれから用事がありまして…

Th17姉 2人ともセクシー素数って知ってる？

Th1 （身を乗り出して）何それ？　何それ？

Th2 （意外とクールに）完全数とか友愛数なら知っているけど、セクシー素数は知らないなあ。

Th1 何だかどきどきしちゃうな。

Th2 素数がセクシーなわけないさ。

Th17 2人とも何勘違いしているのよ。差が6となる素数どうしをセクシー素数っていうのよ。

Th1、2兄弟 （がっくり）

Th17姉 たとえば23と私の背番号の17は、差が6となる素数どうしだからセクシー素数になるの。すごいのはここからよ。23と17は（17、23、29）のセクシー素数三つ組のなかにもあるし、（11、17、23、29）の四つの組のなかにもあるし、（5、11、17、23、29）の五つ組にもあるの。そんな素数は23と17だけなのよ。23と17は特別な関係なの。

　というのはね、樹状細胞が私に向かって投げかけてくれるインターロイキ

ン -23 は、私の働きを支えてくれるの。すると私はインターロイキン -17 ビームを出してね…あれ、2 人ともどこに行っちゃったの？

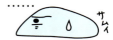

座長の補足　抗原とまだ出会っていないナイーブヘルパー T 細胞は、樹状細胞から抗原提示と共刺激を受けると活性化し、さらに樹状細胞や周囲の細胞からさまざまなサイトカインを浴びることで、1 型か 2 型かその他の型か、いずれかのタイプのエフェクター T 細胞へと分化します。樹状細胞による抗原提示を"ホップ"、共刺激を"ステップ"とすれば、樹状細胞や周囲の細胞から浴びるサイトカインは"ジャンプ"です。

　ナイーブヘルパー T 細胞は、樹状細胞からインターロイキン -1、-6 を浴びて、さらにそして周囲の細胞から TGF-β（p.112）を浴びると Th17 細胞へ分化するように方向づけられます。さらに樹状細胞からインターロイキン -23 を浴びると、Th17 細胞として安定した働きをするようになります。インターロイキン -23 が 17 型ヘルパー T 細胞を安定化する経路は、"IL-23/Th17 軸"と呼ばれていて、この経路の過剰反応が関係する病態もいくつか知られています。

座長の補足（その 2）　Th17 細胞についてはさらに興味深い話があります。Th17 細胞はマウスでは小腸の粘膜内（粘膜固有層）にたくさんいて、そこで悪い細菌（病原細菌）から守ってくれます。しかし、Th17 細胞が小腸の粘膜内で数多く存在してしっかりと働くためには、「セグメント細菌」と呼ばれる常在細菌（p.17）が必要です。セグメント細菌自体はマウスにとって悪い菌ではなく、セグメント細菌によって誘導された Th17 細胞が、悪い病原細菌と戦ってくれます。セグメント細菌はマウスの腸管における Th17 細胞の育ての親といえます。また、ある種の腸内の常在細菌は、制御性 T 細胞を発達させ、不必要な炎症が起こらないようにしてくれます＊。Th17 姉さんの講義ではありませんが、腸内の常在細菌と免疫とは「特別な関係」にあります。

（参考）腸内細菌学雑誌　2015：29：1.

＊　腸管粘膜などの末梢の組織で誘導される制御性 T 細胞は、胸腺で生まれる制御性 T 細胞（胸腺由来制御性 T 細胞、thymic regulatory T cell）と区別するため、末梢制御性 T 細胞（peripheral regulatory T cell）と呼ばれます。

scene 9.6　I型過敏反応の他の例

　皮膚でI型過敏反応が起こるとどうなるでしょうか。皮膚のマスト細胞が放出する化学伝達物質によって皮膚の毛細血管の透過性が上がれば、皮膚は赤くなり、また腫れ上がります。また化学伝達物質が皮膚の神経を刺激すればかゆくなります。これがじんましんです。

　ある食べものの成分に対してIgEが作られて、皮膚や口の粘膜、気管支、腸管など複数の臓器でI型過敏反応が起こるのが食物アレルギーです。特に腸の粘膜の近くにいるマスト細胞によって化学伝達物質が放出されると、腸の周りを取り囲む平滑筋が収縮して、下痢や腹痛を生じます。

　I型過敏反応のなかで最も重篤なのは、全身の血管で反応が生じる場合です。この場合には化学伝達物質によって全身の血管の透過性が亢進して、体液が血管外に出てしまうので血圧が低下してしまいます。血圧が急激に低下する病態をショックといいますが、全身の血管でI型過敏反応が生じることによるショックをアナフィラキシーショックといいます。アナフィラキシーショックは1902年に発見されました。そして1906年にはアレルギーという用語が作られましたが、1世紀以上経った現在もアレルギーの根本的な原因が何か、なぜ一部の人だけでアレルギーが生じるのか、なぜ年ごとに花粉症が増えているのか、といった問いにはまだ明確な答えが出ていません。

　「なぜ」という問いだけでなく、「どのように」という問いも実はまだ解明されていません。そもそもIgEがどのように産生されるのか、そして2型ヘルパーT細胞がどのように誘導されるのかがまだわかっていません。研究が進めば進むほど謎が深まっていく、というのが現状です。

　言い換えれば、これらの謎が解明されることで、アレルギー（狭い意味）のよりよい治療が開発されていくことでしょう。古くから経験的に知られている脱感作療法（アレルゲンを皮下に少量ずつ注射して慣らす方法）や、その新しいバリエーション（アレルゲンの舌下投与）の有効性がある程度示されてきましたが、これらの治療法が効くしくみの解明が進み、さらに洗練された治療法が開発されることを祈念してやみません。

scene 9.7 IgEクラスの抗体が関与しない過敏反応

今までIgEクラスの抗体とマスト細胞が関与する過敏反応（Ⅰ型過敏反応、"狭い意味でのアレルギー"）をみてきましたが、その他のタイプの過敏反応をみていきましょう。

Ⅱ型過敏反応 ― IgGクラスの抗体による過剰反応

Ⅱ型過敏反応は、IgG（もしくはIgM）クラスの抗体が、細胞表面の分子や、細胞と細胞の間に固定されている分子を攻撃する反応です。

抗体が抗原に結合したあとの反応を思い出しましょう。抗体が抗原に結合すると、抗原はマクロファージにとって食べやすくなります（オプソニン化、p.85）。また抗体が抗原に結合すると、補体というタンパク質群が活性化されます（p.86～87）。活性化された補体の中には、C3bのように抗原に味付けをしてマクロファージにとってさらに食べやすくしてくれるものもあれば、C5aのように好中球などの白血球を呼び寄せるものもあります。また膜侵襲複合体のように、抗原をもつ細胞に穴を開けるものもあります。

このような反応が、たとえば赤血球の表面タンパク質に向けられて、やがて赤血球が破壊されてしまう病態が「自己免疫性溶血性貧血」や「血液型不適合輸血」による反応です。すなわち、赤血球の表面タンパク質に抗体が結合すると、やがて赤血球は膜侵襲複合体によって穴を開けられたり、脾臓という臓器にいるマクロファージによって食べられてしまいます。

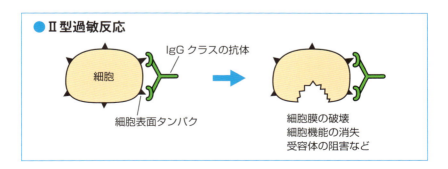

●Ⅱ型過敏反応

Ⅲ型過敏反応―免疫複合体による過剰反応

　IgG（もしくは IgM）クラスの抗体が、細胞表面の分子や細胞と細胞の間に固定された分子に結合することで開始される応答がⅡ型過敏反応でした。これに対して IgG（もしくは IgM）クラスの抗体が体液中に溶けている抗原（可溶性抗原）に対して結合することで開始される応答がⅢ型過敏反応です。

　IgG クラスの抗体が可溶性抗原に結合すると、「免疫複合体」と呼ばれる構造物ができます。それが腎臓や肺などの毛細血管に引っかかって沈着すると、その場で炎症を引き起こします。すなわち、免疫複合体が沈着した場所で補体や好中球などが活性化されます。すると、活性化された好中球は、活性酸素や消化酵素を周囲に放出するので、組織が傷害されます。このように免疫複合体が沈着することによって生じる過剰な免疫応答がⅢ型過敏反応です。

　たとえば異種の動物に由来する血清などを注射することで免疫複合体が形成され、それが全身の血管に沈着することで生じる血清病があります。また免疫複合体が腎臓の毛細血管の外に沈着することで炎症をきたせば糸球体腎炎になります。糸球体とは尿が作られる場所です。すなわち腎臓の毛細血管が"糸くず"のようになった構造物で、老廃物をこし出すための装置です。毛細血管が複雑に入り組んでいるだけに免疫複合体が沈着しやすいのです。

　Ⅱ型過敏反応とⅢ型過敏反応をまとめると次の表のようになります。

	Ⅱ型過敏反応	Ⅲ型過敏反応
抗原	細胞表面の分子あるいは 細胞と細胞の間の分子	可溶性抗原
抗体	IgG（もしくは IgM）クラスの抗体	
病態	抗体が結合したその場所で 組織傷害が起きる	免疫複合体が沈着した場所で 組織傷害が起きる
疾患の例	自己免疫性溶血性貧血 血液型不適合輸血による反応	血清病 糸球体腎炎

Ⅳ型過敏反応―エフェクター（仕事人）T 細胞の過剰反応

　Ⅰ型過敏反応は IgE クラスの抗体が関与する過剰な免疫応答で、Ⅱ型とⅢ型過敏反応は IgG クラスの抗体が関与する過剰な免疫応答でした。

　これに対してⅣ型過敏反応は抗体が関与しないタイプの過剰な適応免疫応答で、エフェクターヘルパー T 細胞や、エフェクター細胞傷害性 T 細胞によります。

　たとえば結核菌は、マクロファージにつかまってエンドソームの中に取り込まれたあとも、あの手この手を使ってマクロファージによる消化活動から逃れ、しぶとく生き残ろうとします。

　エンドソームとは、細胞（この場合マクロファージ）の"胃"のようなものです（p.46、136）。私たちの胃では、塩化水素（HCl）を主成分とする胃酸が、プロトン（H^+）ポンプによって胃の内腔に向かって分泌されます。エンドソームの膜にもプロトンポンプがあり、エンドソームの中にプロトン（H^+）が分泌されて中が酸性になります。ところが結核菌はアンモニアを産生したり、プロトンポンプの働きをじゃますることによって、酸の攻撃をかわします。

　「負けてなるものか！」とマクロファージはエンドソームの中に活性酸素（スーパーオキシド）を注入しますが、結核菌は活性酸素スーパーオキシドディスムターゼを使って活性酸素を分解してしまいます。

　ところで、エンドソームは、消化酵素をたくさん含んだリソソームと融合するとエンドリソソームになります。エンドリソソームは細胞の"小腸"といえる場所です（p.136）。私たちの小腸の中で消化酵素による消化活動が営まれるように、エンドリソソームの中では、リソソームに由来する消化酵素による消化活動が営まれます。

　しかしながら、結核菌は「そうはさせるものか！」とエンドソームとリソソームとの融合を阻害して、このような消化活動が営まれるのをじゃまします。

1型ヘルパーT細胞によるヘルプと肉芽腫形成

　かくして、消化不良を起こして困ったマクロファージは、1型ヘルパーT細胞（Th1細胞）を呼び出し、抗原断片を提示して助けを求めます。そして1型ヘルパーT細胞がマクロファージを刺激すると、マクロファージたちは集合し、結核菌と奮闘します。集まったマクロファージが合体して1つの大きな細胞になる場合もあります（多核巨細胞）。このようにしてマクロファージとT細胞が集まった細胞集団は「肉芽腫」と呼ばれます。

　肉芽腫をつくることで結核菌が消化しきれればよいのですが、そう簡単にはいかず、しぶとく生き残ろうとするのが結核菌です。すると炎症が慢性的に持続するため、周囲の組織がダメージを受けることになります。

　時代劇などで結核にかかった人が血を吐くシーンをみたことがありませんか。それは結核菌自体が肺の構造を壊すためではありません。結核菌に対する免疫応答が長期戦となり、時には強い炎症が長引くために肺の構造が壊れるからなのです。

　なお、適応免疫の関与する過敏反応を広く「アレルギー」と呼ぶ立場によれば（p.148）、「Ⅳ型過敏反応」は「Ⅳ型アレルギー」と呼ばれることもあります。しかし、結核菌に対する免疫応答を「アレルギー」と呼ぶことには違和感があります。「アレルギー」には「本来は無害なものに対する過剰な反応」という意味合いがもともとありますが、結核菌は無害なものとはいえませんので、ここでは「Ⅳ型過敏反応」という呼び方に統一しました。

　第10幕では、1型ヘルパーT細胞の助けを借りずに、マクロファージだけが頑張り過ぎる反応についてみていきます。

免疫のスケッチ　マクロファージと彼を助ける１型ヘルパーT細胞（Th1細胞）

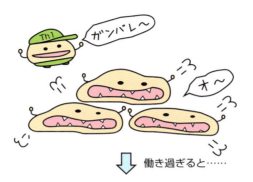

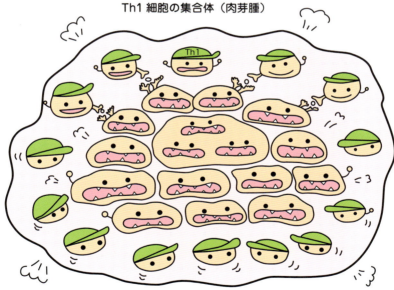

▶真ん中の"マクロファージのお化け"のような大きな細胞は、マクロファージたちが合体してできた細胞で、多核巨細胞という。

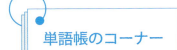

遅延型過敏反応と遅発相反応

●遅延型過敏反応はⅣ型過敏反応の例である

Ⅳ型過敏反応は抗体が関与しない免疫応答で、エフェクターT細胞による免疫応答の過剰です。Ⅳ型過敏反応の例としてp.163でみた結核菌に対する応答のほかに「遅延型過敏反応(delayed-type hypersensitivity reaction)」があります。そして、遅延型過敏反応の代表例として「ツベルクリン反応」があります。

> **ミニまとめ　Ⅳ型過敏反応の例**
> - 結核菌に対する免疫応答
> - 遅延型過敏反応(delayed-type hypersensitivity reaction)
>   その例：ツベルクリン反応

ツベルクリン反応は、結核菌のタンパク質成分（ツベルクリン）を皮膚（皮内）に注射して、24時間から48時間の皮膚の反応を見ることで、結核に感染したことがあるかを判定するものです。結核菌に感染したり、BCG（牛に感染する牛型結核菌を弱めたワクチン）の注射を受けたことがあれば、結核菌に特異的に反応するヘルパーT細胞の一部が「記憶ヘルパーT細胞」として生き残ります(p.90)。この状態で結核菌のタンパク質抗原（ツベルクリン）を皮膚に注射されると、結核菌を記憶している記憶ヘルパーT細胞が活性化して、エフェクターヘルパーT細胞となります。やがてエフェクターヘルパーT細胞がマクロファージなどを集めて活性化するので、注射した場所で発赤を認めたり、細胞の集団をかたまり（硬結）として触れます。その時間が24時間から48時間かかるので「遅延型過敏反応」と呼ばれます。

●遅発相反応と遅延型過敏反応とは別物である

「遅延型過敏反応」ときわめて紛らわしく、混同されることも多い用語として「遅発相反応（late-phase reaction）」があります。それは p.156 でもお話した IgE とマスト細胞がかかわる過敏反応の後半戦のことです。つまり、IgE とマスト細胞がかかわる過敏反応は、分単位で生じる前半の早い段階の反応（即時反応、immediate reaction）と、時間単位で生じる後半の遅発相反応（late-phase reaction）に分かれます。以上が「急性期の反応」ですが、後半の遅発相反応が繰り返されて尾を引くと「慢性期の反応」となります。

> **ミニまとめ　IgE とマスト細胞がかかわる過敏反応**
>
> ■急性期の反応
> 　・即時反応（immediate reaction）　　　　分単位
> 　・遅発相反応（late-phase reaction）　　　時間単位
> ■慢性期の反応　　　　　　　　　　　　　　月単位〜年単位

上にまとめた即時反応（immediate reaction）のみを「I 型過敏反応」と定義する教科書もあれば、即時反応と遅発相反応（late-phase reaction）までを含めて「I 型過敏反応」と定義する教科書もあります。

その一方で、遅発相反応においてはエフェクター T 細胞も関与しているので、これを IV 型過敏反応に含める教科書もあります。

アレルギーに関する用語は、教科書ごとに定義が微妙に異なるのが学習上の難点です。用語の定義はもちろん大切ですが、それ以上に大切なことは、どの細胞や分子がどのタイミングで関与しているのかを見極めることです。

> **ミニまとめ　遅延型過敏反応と遅発相反応**
>
> ■遅延型過敏反応は IV 型過敏反応の例（24 〜 48 時間）
> ■遅発相反応は IgE とマスト細胞がかかわる過敏反応の後半戦（時間単位）

第9幕のまとめ

●過敏反応は2種類ある
- 免疫応答とは関係のない過敏反応
    - （例）乳糖分解酵素の活性低下による乳糖不耐症
- 適応免疫応答が関係する過敏反応＝"広い意味でのアレルギー"
    - □ IgEとマスト細胞がかかわる適応免疫応答の過剰
        ＝Ⅰ型過敏反応＝"狭い意味でのアレルギー"
    - □ IgEとマスト細胞がかかわらない適応免疫応答の過剰
        Ⅱ型過敏反応　Ⅲ型過敏反応　Ⅳ型過敏反応

●Ⅰ型過敏反応は2つの段階からなり、繰り返されると組織が傷害される
- 早い段階の反応（即時反応、immediate reaction）
  ＝マスト細胞が放出する化学伝達物質による分単位の反応
- 遅発相反応（late-phase reaction）
  ＝マスト細胞が呼び出した2型ヘルパーT細胞（Th2細胞）や好酸球による時間単位の反応
- 遅発相反応の繰り返しによる慢性炎症は、組織を傷害する

●Ⅱ型とⅢ型過敏反応はIgG（IgM）クラスの抗体の過剰作用
- Ⅱ型過敏反応はIgG（IgM）クラスの抗体が細胞表面の抗原や細胞間の組織の抗原に結合することによる
    - （例）自己免疫性溶血性貧血、血液型不適合輸血による反応
- Ⅲ型過敏反応はIgG（IgM）クラスの抗体が可溶性抗原と結合して免疫複合体を形成し、免疫複合体が沈着した場所で炎症が生じる
    - （例）血清病、糸球体腎炎

●Ⅳ型過敏反応はエフェクターT細胞の過剰反応で抗体は関与しない
- 遅延型過敏反応がⅣ型過敏反応の例だが、遅発相反応（IgEとマスト細胞がかかわる過敏反応の後半戦）と混同しないように注意！

● **まだわかっていないこと**

- なぜ一部の人でアレルギー（狭い意味）が生じるのか
- なぜアレルギー（狭い意味）が増えてきているのか
- どのようにしてIgEや2型ヘルパーT細胞が誘導されるのか

● **マスト細胞からみたI型過敏反応の病態と治療薬の作用点**

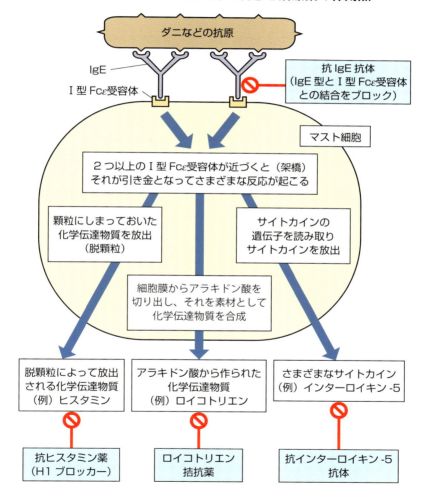

臨床免疫の地図帳

これから始まる第10幕の内容

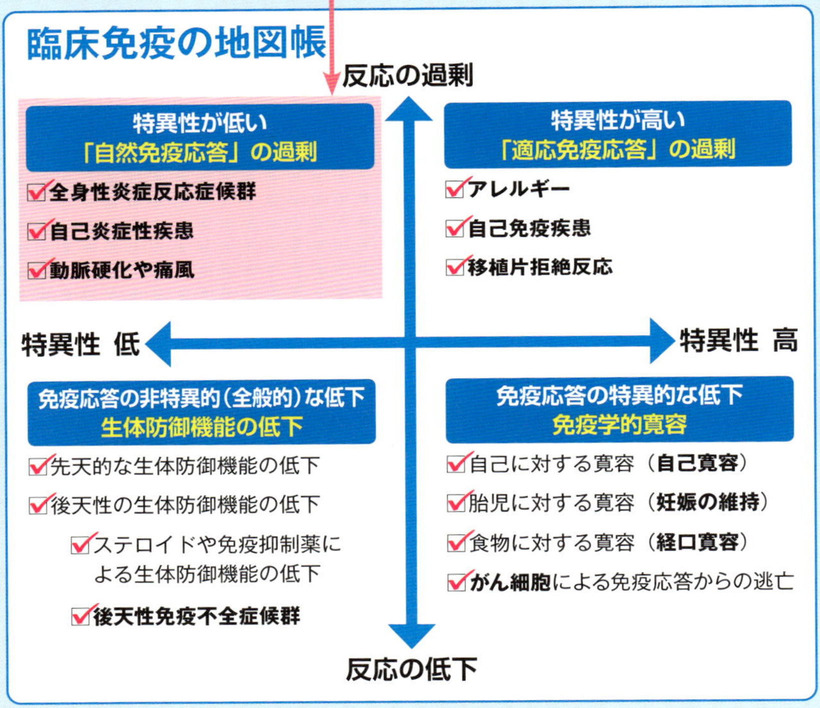

反応の過剰

特異性が低い「自然免疫応答」の過剰
- ☑ 全身性炎症反応症候群
- ☑ 自己炎症性疾患
- ☑ 動脈硬化や痛風

特異性が高い「適応免疫応答」の過剰
- ☑ アレルギー
- ☑ 自己免疫疾患
- ☑ 移植片拒絶反応

特異性 低 ← → 特異性 高

免疫応答の非特異的(全般的)な低下　生体防御機能の低下
- ☑ 先天的な生体防御機能の低下
- ☑ 後天性の生体防御機能の低下
  - ☑ ステロイドや免疫抑制薬による生体防御機能の低下
  - ☑ **後天性免疫不全症候群**

免疫応答の特異的な低下　免疫学的寛容
- ☑ 自己に対する寛容(**自己寛容**)
- ☑ 胎児に対する寛容(**妊娠の維持**)
- ☑ 食物に対する寛容(**経口寛容**)
- ☑ **がん細胞**による免疫応答からの逃亡

反応の低下

第10幕 自然免疫応答の過剰

おこったら怖いマクロファージ

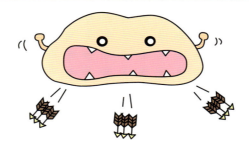

第9幕では適応免疫応答の過剰作用をみてきました。第10幕では自然免疫応答の過剰作用をみていきます。

20世紀は適応免疫応答が精力的に研究された時代でした。その一方で、自然免疫応答の主役の1人であるマクロファージは、19世紀末にイリヤ・メチニコフ（Élie Metchnikoff、1845〜1916年）によって初めて発見され、名づけられたものの、自然免疫応答に関する研究が本格的に開花したのは、チャールズ・ジェーンウェイ（Charles A. Janeway Jr, 1943〜2003年）が「パターン認識受容体」という概念を提唱した20世紀末（1989年）のことでした。

20世紀末は同時に、自然免疫応答の過剰作用として生じる疾患が次第に明らかにされてきた時代でもありました。

この幕では、マクロファージと彼が放出する炎症性サイトカインにスポットライトをあて、その過剰作用による疾患をいくつか検討していくことにしましょう。

scene 10.1 炎症性サイトカインの過剰作用

敗血症の場合

　第9幕では、からだの門番兵であるマスト細胞が働き過ぎると困る病態をおもにみてきました。第10幕では、同じくからだの門番兵であるマクロファージが働き過ぎると困る病態をみていきます。

　第1幕と第2幕でみてきましたように、けがをした場所から病原体が侵入すると、マクロファージは、警報機としてのパターン認識受容体で病原体を感知します。するとマクロファージは興奮して、さまざまな炎症性サイトカインやケモカインを放出して、炎症反応を引き起こします。

　すなわち、炎症性サイトカインの作用の結果、そばの血管が緩み、白血球やタンパク質が血管の外に染み出します（滲出）。マクロファージが放出するケモカインは、血管から染み出してきた白血球たちをさらに近くに呼び寄せます（遊走）。ここまでは第1幕の復習です（p.20）。

　マクロファージが放出する炎症性サイトカインは、さらに血管内に血のかたまり（血栓）を作ることで血流をふさぎ、病原体がその血管に入って体中に広がろうとするのを防ぎます。

　以上の反応が、けがをした場所で起こるだけでも、神経を刺激して"痛み"を伴います。ところが、大量の細菌が血液中に侵入することによって、このような反応が全身の血管で起こってしまうと「敗血症」と呼ばれる、命を奪いかねない状態になってしまいます。

敗血症の病態

　たとえば、グラム陰性菌＊と呼ばれる細菌が血液中に侵入して、全身に広がった場合をみてみましょう。

＊　細菌は「グラム染色」と呼ばれる染色方法によって、「グラム陽性菌」と「グラム陰性菌」とに分類されます。グラム陽性菌はペプチドグリカンを主成分とする厚い「細胞壁」を身にまといます。グラム陰性菌は、ペプチドグリカンを主成分とする薄い「細胞壁」の上に、リポ多糖を主成分とする「細胞外膜」をさらに身にまとっています（p.48）。

グラム陰性菌は、「リポ多糖」と呼ばれる分子を主成分とする「細胞外膜」を"上着"としてまとっています。このリポ多糖を、マクロファージは細胞表面上のパターン認識受容体であるトル様受容体4（toll like receptor 4；TLR4）で認識します（p.48）。すると、マクロファージは興奮してTNF-α（tumor necrosis factor-α）やインターロイキン-1β、インターロイキン-6を代表とする炎症性サイトカインを放出します。

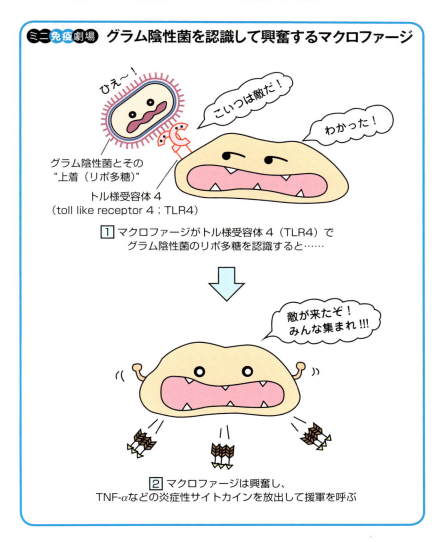

第1幕では以上の反応は感染した場所だけで起こっていましたが、今回細菌は血液中を回っているので、この反応は全身の血管で起こります。

　炎症性サイトカインが全身の血管に作用すると、全身の血管が緩むので血圧が低下します。そして、いくら体の外から液体成分を点滴で補おうとしても（補液）、液体が血管からしみ出してしまい、血圧を上げることが困難になります（敗血症性ショック）。また、炎症性サイトカインは血管内に血栓を作る作用もあるため、全身の血管内に血栓ができることになります（播種性血管内凝固症候群）。血圧の低下と全身の血管内の血栓の影響で、心臓や腎臓などの重要な臓器に十分な血流が届かなくなり、臓器の機能が低下します。これが「多臓器不全」と呼ばれる命を奪いかねない病態です。

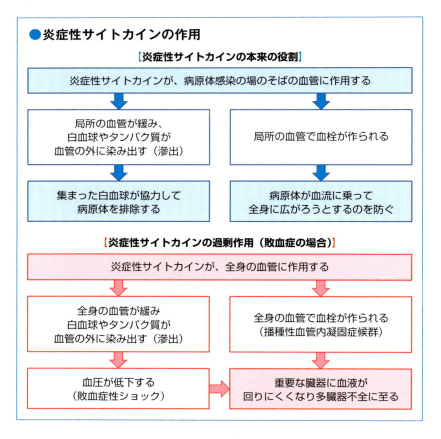

敗血症を含む大きな概念——全身性炎症反応症候群

　細菌が血液中に回った結果として生じる敗血症についてみてきました。それは細菌自身による傷害というよりも、細菌に抵抗しようとした炎症性サイトカインが、全身の血管に作用することによる傷害でした。

　実は、炎症性サイトカインを全身に放出させる原因はほかにもあります。それは、大きな外傷や広範囲の熱傷などです。

　このように、重症な感染症や、大きな外傷・熱傷などをきっかけとして、炎症性サイトカインが全身性に放出される結果生じる疾患の集まりは、「全身性炎症反応症候群」と呼ばれています。そして、敗血症は「感染によって惹起された全身性炎症反応症候群」として1992年に位置づけられました（Chest. 1992：101：1644.）。

> **ミニメモ　敗血症の定義の変遷**
>
> 　敗血症の定義はその後も変遷を繰り返し、2016年には「感染症に対する制御不能な宿主反応に起因した生命を脅かす臓器障害（life-threatening organ dysfunction caused by a dysregulated host response to infection.）」と定義しなおされました（JAMA. 2016;315:801.、日本語訳は『日本版敗血症診療ガイドライン』2016年、p.23）。この定義においては「臓器障害（organ dysfunction）」に主眼がおかれ、「全身性炎症反応症候群」は前面にはたっていません。しかしながら、「制御不能な宿主反応（dysregulated host response）」という用語のなかには、制御困難なまでに炎症性サイトカインが働き過ぎていることも含まれています。今後も医学の進展に伴って敗血症の定義は変遷していくことでしょう。

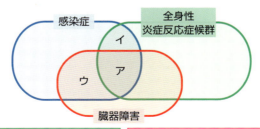

scene 10.2 パターン認識受容体再論 —細胞の傷害の認識

　血液中に細菌が回ってしまうような重症な感染症のときだけでなく、外傷や熱傷によっても炎症性サイトカインが全身に放出されるという話をしました。

　しかしながら、病原体が感染したときだけでなく、外傷や熱傷においても炎症性サイトカインが放出されるのは、そもそもなぜでしょうか。

　それは、パターン認識受容体が認識するのは、病原体に特徴的な形のパターンだけではないからです。パターン認識受容体は、私たちのからだの細胞が傷害を受けたときに発信される危機的な信号をも認識することができるのです。

　私たちの細胞が傷害されたときに発信され、パターン認識受容体によって認識される危険信号は、「傷害関連分子パターン（damage-associated molecular pattern）」と呼ばれています。パターン認識受容体が傷害関連分子パターンを認識するしくみは単純ではなく、まだわかっていないことがたくさんありますが、例として次のようなことがわかっています。

細胞内のカリウムイオンが漏れた！

　細胞の中は、細胞の外に比べてカリウムイオンの濃度が高いのですが、細胞が傷害を受けて細胞膜に穴が開くと、細胞内のカリウムが細胞外に流れ出ます。このようにして生じる細胞内のイオン濃度の変化は、細胞質の中で控えているノッド様受容体（NLR）の1つであるNLRP3という分子によって感知されます。NLRP3は第2幕ではあまり活躍しませんでしたが、ここでは大いに活躍します。

結晶を食べたマクロファージの"胃腸"が傷ついた！

　からだの門番兵として何でも食べてくれるマクロファージが、尿酸結晶などの固い結晶を食べると、リソソーム（p.136）が傷害を受けます。エンドソームが細胞の中の"胃袋"とすれば、リソソームは"腸"といえる小器官で、中にはさまざまな消化酵素が入っています。そして、マクロ

ファージが硬い結晶を食べると、リソソームは消化しきれずに傷ついてしまいます。このような傷害の結果生じる細胞内の変化も、細胞質にいるNLRP3が感知して、炎症反応が引き起こされます。これが新たに解明されつつある痛風発作のメカニズムです。

　以上のように、傷害を受けた細胞は、差し迫る危険の存在を周囲に知らせることができるのです。

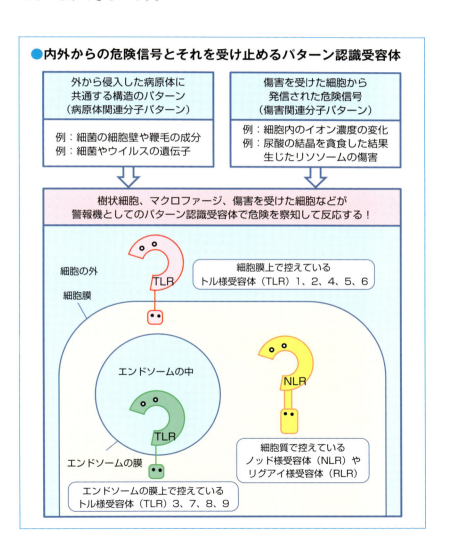

scene 10.3 合体戦隊！インフラマソーム！

興奮したマクロファージの中で

　ここで、危険信号を受け止めて興奮したマクロファージの中で起こっていることを、ちょっとだけのぞいてみることにしましょう。パターン認識受容体で、からだの内外から届いた危険信号を受け止めたマクロファージは、どのようにして炎症性サイトカインを放出するのでしょうか。

　炎症性サイトカインの代表として、TNF-αとインターロイキン-1βがあります。たとえば、マクロファージの細胞表面上のトル様受容体が、それに結合する信号分子を受け止めると、細胞内に情報を伝達して NF-κB（nuclear factor kappa B）という分子を活性化します。活性化した NF-κB は、細胞の中にある核（p.77）に移動します。核に移動した NF-κB は、TNF-αやインターロイキン-1βの遺伝子を読み取らせ、TNF-αとインターロイキン-1βを細胞の中に生み出します。

インターロイキン-1βの産生は二段構え

　こうして生まれた TNF-αはそのまま細胞の外に出ますが、細胞の中で生まれたばかりのインターロイキン-1βは「プロインターロイキン-1β」と呼ばれ、まだ細胞の外で働くことのできない未熟者です（「プロ」といっても「プロフェッショナル」という意味ではなく「前段階」という意味の"pro-"です）。

　さて、未熟なプロインターロイキン-1βの前髪を切り、一人前の武士として細胞の外に出陣させるためには、もう１つの大きな過程（儀式）が必要です。その過程の口火を切るのが、細胞質の中で控えているパターン認識受容体の１つであるノッド様受容体P3（NLRP3）です。NLRP3 は、細胞内で発生した危険信号を察知すると、「インフラマソーム（inflammasome）*」と呼ばれる構造体を作り上げ、やがて未熟なプロインターロイキン-1βの前髪を切るカスパーゼ-1（caspase-1）を活性化することでプロインターロイキン-1βに出陣させます。

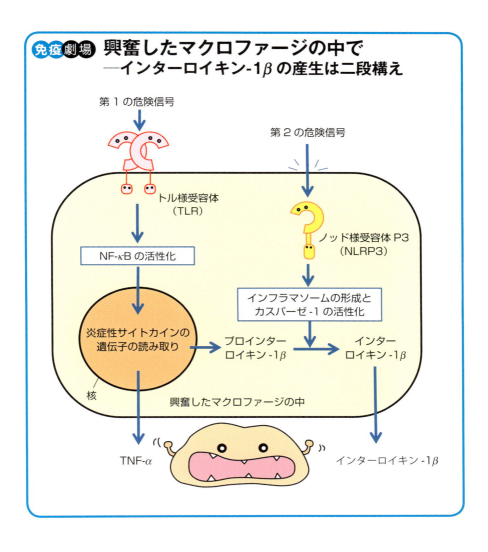

＊ インフラマソームは"inflammation（炎症）"にかかわるサイトカインの代表であるインターロイキン-1β（およびインターロイキン-18）を成熟させる、巨大な構造体です（"-some"は「体」を意味します）。

インフラマソームの姿かたち

興奮したマクロファージの中で起きていることを簡単にお話ししましたが、マクロファージの中で危険信号を察知した NLRP3 が自分自身を含めて複数の分子たちを集めて作り上げるインフラマソームの姿は、とても豪華で勇ましいものがあります。それは、ピンチのときに合体して巨大化する"戦隊ロボ"にそっくりです。

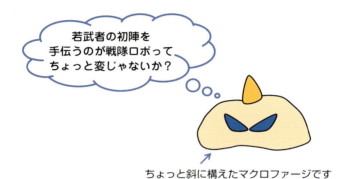

ちょっと斜に構えたマクロファージです

インターロイキン-1β の産生が二段構えである意味

炎症を起こしたときに体温が高くなるのは、インターロイキン-1β が血流に乗って脳に届いて、体温中枢に働きかけるからです。高体温を引き起こすインターロイキン-1β の産生が、「まず未熟者を生み出してから成熟させる」という二段構えになっているのは、危険信号が来たからといってすぐに反応してインターロイキン-1β を放出しないようにするための防衛策と解釈することもできます。

逆に、インフラマソームが働き過ぎてしまうことで、不必要なまでにインターロイキン-1β を出し続ける病態があります。それを次のシーンでみてみましょう。

免疫劇場 合体戦隊！ インフラマソーム！

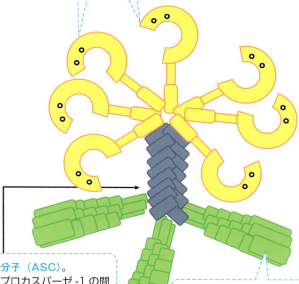

ノッド様受容体P3（NLRP3）。NLRP3は細胞内の危険信号を察知すると集合し、合体して「NLRP3インフラマソーム」を作る

アダプター分子（ASC）。NLRP3とプロカスパーゼ-1の間を取り持つ。その集合体の姿を上から見下ろすと下の図のようになっている。（PDBID 3J63）

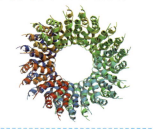

プロカスパーゼ-1。NLRP3とアダプター分子（ASC）によって呼び覚まされると集合し合体する。そして、カスペース-1として活性化すると、細胞質内に解き放たれて未熟なプロインターロイキン-1βをインターロイキン-1βに成熟させる。

NLR、ASC、プロカスパーゼ-1の配色はJaneway's Immunobiology, 9th ed.（Garland Science 2017）に倣（なら）いました

NLRP3：nucleotide-binding oligomerization domain-like receptors family, pyrin domain containing 3
ASC：apoptosis-asspcoated speck-like protein containing a caspase recruitment domain（姿もすごいが名前もすごい…）

scene 10.4 ひとりでに炎症を起こす「自己炎症性疾患」

　病原体が感染したときだけでなく、細胞が傷害されたときにもパターン認識受容体が活性化し、炎症反応が惹起されるのをみてきました。

　ところが、病原体の感染や細胞の傷害などの明らかな原因がないにもかかわらず、ひとりでに炎症反応を起こして発熱をくり返す先天性の疾患があります（先天性周期性発熱症候群）。その原因は、自然免疫応答にかかわる分子の遺伝子変異であることが突き止められました。

　たとえば、先ほど登場したNLRP3インフラマソームを作るパターン認識受容体NLRP3ですが、NLRP3が働き過ぎてしまう遺伝子変異が知られています*。この場合にはインターロイキン-1βが不必要に放出され、発熱をくり返すことになります（常時発熱を起こすのではなく、周期性に発熱を起こすのも不思議な話ですが）。NLRP3は「クリオピリン」という別名をもつので、このような疾患は「クリオピリン関連周期熱症候群」と呼ばれています。今の例のように、パターン認識受容体や炎症性サイトカインなど、自然免疫応答にかかわる分子の遺伝子変異による疾患で、感染症などの明らかな原因がないのに炎症をひとりでに起こす先天性の疾患は、自己炎症性疾患（auto-inflammatory disease）と名づけられています（Cell. 1999：97：133.）。先天性周期性発熱症候群の集合は、自己炎症性疾患の集合に含まれます。

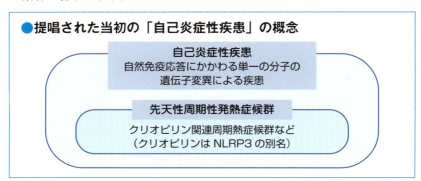

●提唱された当初の「自己炎症性疾患」の概念

自己炎症性疾患
自然免疫応答にかかわる単一の分子の
遺伝子変異による疾患

先天性周期性発熱症候群
クリオピリン関連周期熱症候群など
（クリオピリンはNLRP3の別名）

＊　「遺伝子変異」というと分子の機能が低下することを連想されがちですが、分子の機能が高まる変異もあり、「機能獲得型変異」と呼ばれます。

「自己炎症」といっても「自己」とは関係がない？！

いま、「自己」という用語が登場しましたが、「自己炎症性疾患」というときの「自己（auto-）」と、「私」を意味する「自己（self）」とは実は関係がありません。「自己炎症性疾患」においては、「自己」に対する抗体（自己抗体）や「自己」に反応するT細胞は関係がないのです。

「自己炎症疾患」というときに用いられる「自己（auto-）」という言葉には、「ひとりでに（spontaneous）」という意味が込められています。

すなわち、自然免疫応答の主役の1人であるマクロファージが、病原体がいないのに「ひとりでに」炎症を起こしてしまうのが「自己炎症性疾患」です。一方、自分自身の抗原に対する適応免疫応答の過剰反応が「自己免疫疾患」です。今の話を表でまとめると次のようになります。

自己炎症性疾患 autoinflammatory disease	自己免疫疾患 autoimmune disease
自然免疫応答が「ひとりでに」過剰になる疾患	「自己」に対する適応免疫応答の過剰による疾患
自己抗体や自己反応性T細胞は関係しない	自己抗体や自己反応性T細胞が大いに関係する

広がりつつある「自己炎症性疾患」の概念

さて自己炎症性疾患は、提唱された当初は単一の遺伝子変異による先天性の疾患だけに限られていましたが、自然免疫応答の理解が近年深まるにつれて、先天性の疾患だけに限らず、自然免疫応答の過剰によって起こる疾患を広く自己炎症性疾患としてとらえる考え方も出てきました。

自己炎症性疾患の定義と分類については定期的に国際会議が開かれて検討が重ねられています。ここでは、自己炎症性疾患が定義された当初の先天性の疾患を"狭い意味での自己炎症性疾患"と呼び、先天性の疾患に限らない広い立場からとらえられた自己炎症疾患を"広い意味での自己炎症性疾患"と呼びましょう。

"広い意味での自己炎症性疾患"のトップバッターはscene10.2でも触

れた「痛風」です（p.177）。それは尿酸結晶を食べたマクロファージの中で、合体戦隊 NLRP3 インフラマソームが活性化し、強い炎症を生じるものです。痛風の治療薬として古くから知られていたコルヒチンの薬理作用の1つが、NLRP3 インフラマソームの合体を阻害することであることも明らかになってきました（Nat Immunol. 2013；14：454.）。

"広い意味での自己炎症性疾患"のもう1つの例は、意外に思われるかもしれませんが、「動脈硬化」です。血管の壁に控えているマクロファージは、コレステロールの結晶を食べて掃除をしてくれますが、そのマクロファージの中で、やはりインフラマソームが活性化すると、痛風のような痛みは伴わないものの、静かに、しかし確実に炎症反応が起こります。その"静かな炎症"が動脈硬化の背後にあることがわかってきました。

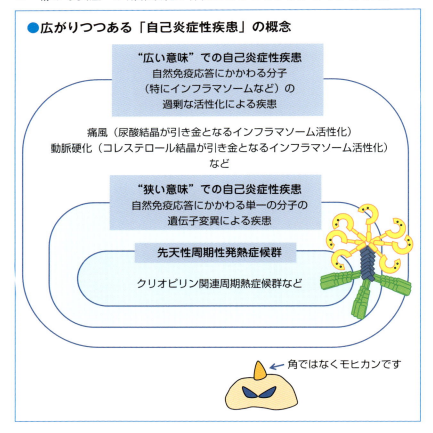

痛風や動脈硬化において、インフラマソームを活性化する詳細なしくみの解明はこれからの課題です。

　近年、炎症性サイトカインの代表であるTNF-αやインターロイキン-1βの働きを直接ブロックする薬剤が開発され、実際に一部の自己炎症性疾患で使用されて効果を発揮しています。今後自然免疫応答の分子機構の詳細がさらに明らかにされるにつれ、自己炎症性疾患のより精密な分類と治療法が開発されることになるでしょう。

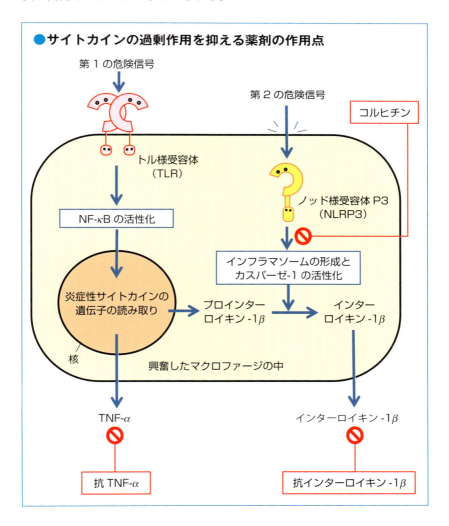

第10幕のまとめ

●敗血症の病態
○病原体が全身の血管に回った結果、炎症性サイトカインが全身の血管に作用すると、全身の血管が緩むので血圧が低下する（敗血症性ショック）
○炎症性サイトカインが全身の血管に作用すると、全身の血管で血栓ができる（播種性血管内凝固症候群）
○血圧の低下と播種性血管内凝固症候群が起こる結果、重要な臓器に血液が回りにくくなり多臓器不全に至る

●全身性炎症反応症候群と敗血症
○重症感染症、広範囲の外傷や熱傷などによって、炎症性サイトカインが全身の血管に作用した結果生じるのが全身性炎症反応症候群
○敗血症は1992年に「感染症によって惹起された全身性炎症反応症候群」として定義された。（2016年には「感染症に対する制御不能な宿主反応に起因した生命を脅かす臓器障害」と定義しなおされた）

●パターン認識受容体再論
○パターン認識受容体は、病原体に特徴的なパターンを認識するだけでなく、私たちの細胞が傷害されたときに発信される信号（傷害関連分子パターン）をも認識することができる（ただしそのしくみの詳細は不明な点が多い）

●合体戦隊インフラマソーム
○細胞が傷害されてカリウムイオンが細胞外に流れたり、マクロファージが尿酸結晶やコレステロール結晶などを貪食した結果リソソームが傷害されると、結果的にノッド様受容体P3（NLRP3）が活性化し、NLRP3インフラマソームが形成される
○インフラマソームが形成されると、未熟なプロインターロイキン-1βがインターロイキン-1βとして成熟する

● "狭い意味"での自己炎症性疾患
　パターン認識受容体や炎症性サイトカインなど、自然免疫応答にかかわる分子の遺伝子変異による疾患で、感染症などの明らかな原因がないのに炎症をひとりでに起こす先天性の疾患は、自己炎症性疾患と名づけられた
　たとえば、NLRP3（別名クリオピリン）の遺伝子変異によって周期的に炎症を起こす「クリオピリン関連周期熱症候群」がある

● "広い意味"での自己炎症性疾患
　自然免疫応答の理解が近年深まるにつれて、先天性の疾患だけに限らず、自然免疫応答の過剰によって起こる疾患を広く自己炎症性疾患としてとらえる考え方も出てきた
　この考え方によれば、マクロファージが尿酸結晶を貪食することによってNLRP3が活性化する痛風や、マクロファージがコレステロール結晶を貪食することによってNLRP3が活性化する動脈硬化も、自己炎症性疾患としてとらえることができる
　痛風や動脈硬化において、インフラマソームを活性化する詳細なしくみの解明はこれからの課題である
　今後、自然免疫応答の分子機構の詳細がさらに明らかにされるにつれ、自己炎症性疾患のより精密な分類と治療法が開発されることになるだろう

楽屋裏　自己炎症性疾患の「自己」とは？

マクロファージ　ああ、もうわからないよ！

ヘルパーT細胞　どうしたのじゃ。そんなにいらいらして。

マクロファージ　「自己免疫疾患」って「自己」に対する免疫で起こる疾患でしょう？　じゃあ「自己炎症性疾患」の「自己」って何？

ヘルパーT細胞　わからないときは原著にかえるのじゃ。

マクロファージ　原著では「自己抗体や自己反応性T細胞が関係しない」って書いてあるよ。ますますわからないよ。

ヘルパーT細胞　では教えてしんぜよう。「自己炎症性疾患」は、英語では"autoinflammatory disease"という。"auto"には確かに「自己」という意味もあるが、「オートマ車」という言葉からもわかるように、「自動的」という意味もある。炎症が自動的に、ひとりでに、自分勝手に動いてしまう、という意味として理解したらどうじゃろか。

マクロファージ　なるほど、そういう意味だったんだね。よくわかったよ、ありがとう。

座長の補足：わかりにくい訳語と原語よりも優れた訳語

　"autoinflammatory disease"とは"autoimmune disease（自己免疫疾患）"に対比させて作られた用語ですが、日本語で「自己炎症性疾患」と訳すと、意味がわかりにくくなります。

　日本語訳だとわかりにくくなる専門用語は、ほかにもいくつかあります。たとえば、数学で習う「無理数」という用語は"irrational number"の訳語です。「無理が通れば道理が引っ込む」、「不合理な」という意味の形容詞は確かに"irrational"ですが、"irrational number"というときの"irrational"には「不合理な」という意味はありません。それは「整数の比（ratio）として表せない」ということを意味しているだけです。

　もっとわかりにくい訳語は、"physical findings"に対する「理学的所見」でしょう。「理学的」は"physical"であっても、"physical findings"は

単に「身体の所見」という意味であるにすぎません。

　わかりにくい訳語とは逆に、日本語訳のほうが原語よりも優れていると思われる例もあります。

　たとえば数学で習う「軌跡」や「座標」という訳語は明治時代に生まれた和製漢語ですが、「特に座標は原語よりも優れているようである」と数学者の高木貞治博士が述べています＊1。あるいは"character"に対する「品性」という訳語も同じく明治時代に創られた和製漢語ですが、100年以上経った今も新鮮さを失っていません＊2。

　そして、ほかならぬ「免疫」とう訳語こそ、原語の"immunitas（ラテン語で税を免れること)"よりも優れた用語ではないでしょうか＊3。それは、単に「疫」病にかかるのを「防」ぐ「防疫」というのではありません。序曲でもお話ししたように、14世紀にペストが猛威を振るったとき、ペストにかかっても症状が軽く済んで、二度とペストにかからなかった修道僧たちがいました。あるいは17世紀から18世紀にかけて天然痘が猛威を振るっていたときに、牛痘にかかった牛の乳搾りをしていた女性たちは、天然痘という「疫」からまさに「免」れていました。これらの光景を心にありありと浮かばせる「免疫」という用語こそ、小林秀雄さんの言葉を借りれば、「物の姿を心に映し出す力」をもった用語といえるでしょう。

　　　　　　　　言語は物の意味を伝える単なる道具ではない。
　　　　　　　　新しい意味を生み出していく働きである。
　　　　　　　　物の名も、ものに附した単なる記号ではない。
　　　　　　　　物の姿を、心に映し出す力である。

　　　　　　　　　　　　　　　　　　　小林秀雄『本居宣長』

＊1　高木貞治『数学の自由性』Ⅶ 日本語で数学を書く、等々、ちくま学芸文庫、筑摩書房、62-73頁、2010年
＊2　福田眞人『明治翻訳語のおもしろさ』言語文化研究叢書7、名古屋大学大学院国際言語文化研究科、133-145頁、2008年
＊3　「免疫」の用語は1887年、矢部辰三郎博士（1863〜1924年）によって創られました。といっても1893年の文献（北里柴三郎、『黴菌学研究』、英蘭堂）には「免疫」の用語はまだなく、「免病」という用語があるだけです。しかし1895年の文献（北里柴三郎、『實布垤利亜及虎列剌病治療成績報告』、伝染病研究所）には「免疫」という用語が登場しますので、この頃に「免疫」という用語が普及したものと思われます。

> これから始まる
> 第11幕の内容

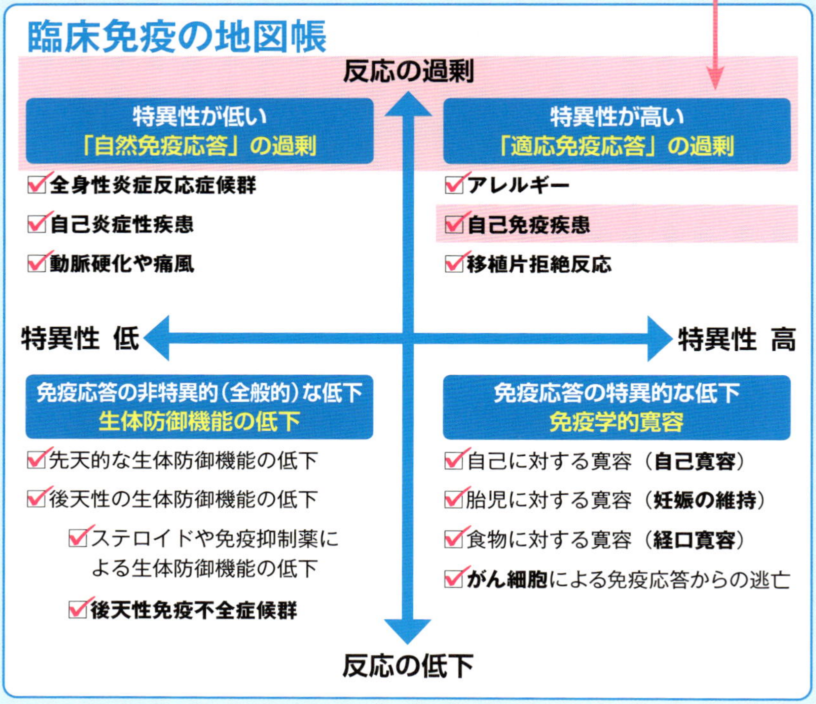

臨床免疫の地図帳

反応の過剰

特異性が低い「自然免疫応答」の過剰
- ☑ 全身性炎症反応症候群
- ☑ 自己炎症性疾患
- ☑ 動脈硬化や痛風

特異性が高い「適応免疫応答」の過剰
- ☑ アレルギー
- ☑ 自己免疫疾患
- ☑ 移植片拒絶反応

特異性 低 ← → 特異性 高

免疫応答の非特異的(全般的)な低下　生体防御機能の低下
- ☑ 先天的な生体防御機能の低下
- ☑ 後天性の生体防御機能の低下
  - ☑ ステロイドや免疫抑制薬による生体防御機能の低下
  - ☑ **後天性免疫不全症候群**

免疫応答の特異的な低下　免疫学的寛容
- ☑ 自己に対する寛容(**自己寛容**)
- ☑ 胎児に対する寛容(**妊娠の維持**)
- ☑ 食物に対する寛容(**経口寛容**)
- ☑ **がん細胞**による免疫応答からの逃亡

反応の低下

第11幕 自然免疫応答と適応免疫応答の過剰

さまざまな側面をもつ関節リウマチ

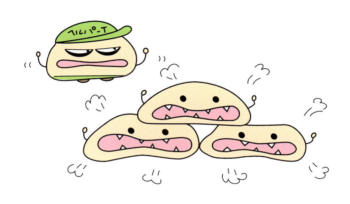

第9幕では適応免疫応答の過剰作用による疾患を、そして第10幕では自然免疫応答の過剰作用による疾患をみてきました。自然免疫応答と適応免疫応答とはお互いに協力し合っていますから、自然免疫応答と適応免疫応答がお互いを刺激し合うことで起こる疾患もあります。その代表的な例が「関節リウマチ」です。

関節リウマチは、海外においても日本においても100人から200人に1人の頻度でみられる疾患で、稀ではありません。それは全身の関節を痛め、適切な治療がなされなければ関節の変形をきたしてしまいます。

関節リウマチの背後には、自然免疫応答と適応免疫応答の両者の過剰作用があり、その過剰作用を抑える治療法が進歩してきました。その様子をみていきたいと思います。

scene 11.1 いきなりクイズコーナーへ

「リウマチ性疾患」、「自己免疫疾患」、「膠原病」、その違いは？

　ここで突然ですがクイズです。「リウマチ性疾患」、「自己免疫疾患」、「膠原病」という用語があります。「どれも同じようなもの」と思うかたも多いと思いますが、これらの用語の違いはわかりますか？

　(答え)「リウマチ性疾患」とは、関節や筋肉（いわゆる「ふしぶし」）が痛む疾患です。
　一方「自己免疫疾患」とは、本来であれば病原体と戦うべき免疫応答が、自分自身のからだの成分に対して向けられた結果起こる疾患です。
　リウマチ性疾患であって、自己免疫疾患ではない例としては、変形性関節症（関節の加齢による変形）や、肩関節周囲炎（いわゆる「五十肩」）があります。どちらも「ふしぶし」が痛む疾患ですが、自己免疫とは関係がありません。
　一方、自己免疫疾患であって、リウマチ性疾患ではない例としては、橋本病（甲状腺に対する自己免疫疾患）や、自己免疫性溶血性貧血（赤血球に対する自己免疫疾患）があります。どちらも自己免疫が関係していますが、「ふしぶし」の痛みを伴うわけではありません。
　そして、リウマチ性疾患としての性質と、自己免疫疾患としての性質をあわせもつ疾患が「膠原病」であり、代表的な例が関節リウマチです。

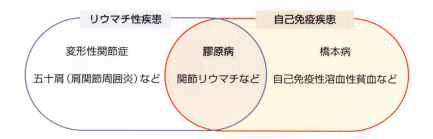

scene 11.2 リウマチで働き過ぎる役者たち

　関節リウマチには自己免疫疾患としての性質があるという話をしました。自己免疫疾患において過剰に働いている役者は「自己反応性ヘルパーT細胞」と「自己反応性B細胞」です。そして、自己反応性ヘルパーT細胞に刺激されたマクロファージも過剰に炎症性サイトカイン（p.20）を放出し続けることで炎症を慢性化させます。つまり、関節で慢性炎症が起こるために関節が痛みます（リウマチ性疾患としての性質）。

　関節リウマチでは、さらに困ったことがあります。それは関節が痛むだけでなく、関節が破壊されてしまうことです。関節の破壊に直接かかわる細胞は、「滑膜線維芽細胞」と「破骨細胞」と呼ばれる細胞たちです。

免疫のスケッチ　関節リウマチで過剰に働く役者たち

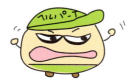
自己反応性ヘルパーT細胞

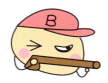
自己反応性B細胞

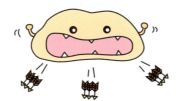
マクロファージと炎症性サイトカイン

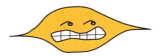
滑膜線維芽細胞
あたかも腫瘍の細胞のように
増殖して関節をむしばむ

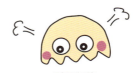
破骨細胞
滑膜線維芽細胞にそそのかされて
骨を部分的に溶かす（骨吸収）

scene 11.3 関節リウマチはどこで起こる？

　関節リウマチ*で働き過ぎる5人の役者たちを紹介しました。彼らが働く場所は、全身の関節の「滑膜」と呼ばれる部分です。関節をつくる骨と骨の間には「軟骨」と呼ばれるクッションがあり、右の図のように軟骨と骨を包む膜が滑膜です。関節リウマチでは、この滑膜で自己免疫応答と慢性炎症が起こります。炎症とは、赤く腫れて熱をもって痛むことでした（p.20）。関節リウマチの滑膜も、厚く腫れて、熱をもって痛みます。

　やがて滑膜を構成する滑膜線維芽細胞は、あたかも腫瘍の細胞のように増殖して、骨や軟骨の部分に食い込んでいきます。

　いま、「あたかも腫瘍の細胞のように」という言葉を使いましたが、あくまでも関節リウマチの滑膜の線維芽細胞は腫瘍の細胞ではありません。しかしながら、ひとりでに増殖しながら骨や軟骨の部分に食い込んでいく行動パターン（自律的増殖と浸潤）に着目すると、腫瘍の細胞の行動パターンに似ています。腫瘍の細胞、特に「がん細胞」については第12幕でお話しします。

　さて、このような関節リウマチの滑膜線維芽細胞は、関節を変形させて、やがて関節を固めてしまいます。どのようにして関節が固まるのか、そのしくみはまだわかっていません。ただわかっているのは、治療の手を打つ時期が早ければ早いほど、関節の変形が進むのを食い止めやすくなるということです。

＊　20世紀まで"rheumatoid arthritis（RA）"という言葉は、「慢性関節リウマチ」と翻訳されていました。これが2002年に日本リウマチ学会によって「関節リウマチ」と改められました。そもそも"RA"という言葉には、「慢性（chronic）」という言葉が入っていませんし、「抗リウマチ薬」と呼ばれる薬物を早い時期から使えば、必ずしも慢性の経過をたどらないことが明らかになったからです。

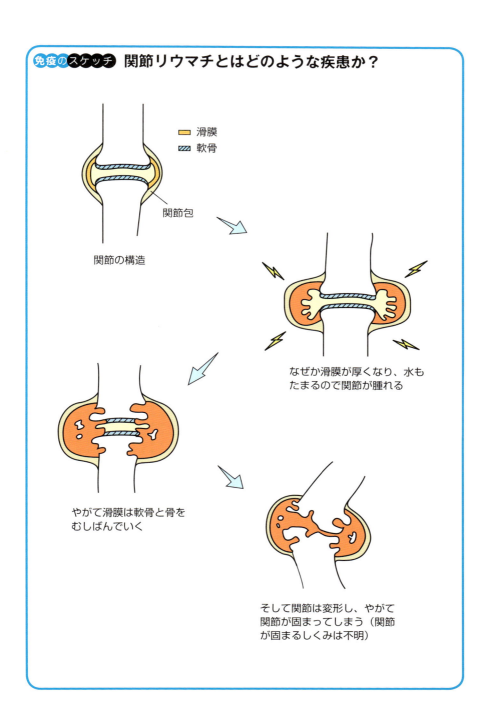

scene 11.4 関節リウマチの4つの側面

　関節リウマチの根本的な「原因（なぜ起こるのか）」はまだわかっていません。しかしながら、関節リウマチの「病態（何がどのように起こっているのか）」は少しずつ解明されてきました。その病態には、少なくとも4つの側面があります。

自己免疫疾患としての側面

　関節リウマチの第1の側面は「自己免疫疾患」としての側面です。関節リウマチが攻撃する自分の成分（自己抗原）が何かは不明ですが、候補の1つとして、「Ⅱ型コラーゲン」と呼ばれる関節の軟骨に含まれるタンパク質があります。また、「シトルリン化」と呼ばれる特殊な化学変化を受けたさまざまな自己抗原が、「修飾された自己抗原」として認識されて、攻撃される機序も考えられています。

その他の側面
―慢性炎症、アポトーシスの異常、そして関節破壊

　関節リウマチの第2の側面は、「慢性炎症」としての側面です。すなわち、関節の滑膜で慢性炎症が起こるために、関節の腫れと痛みを生じます。

　関節リウマチの第3の側面は、「アポトーシスの異常」としての側面です。アポトーシスとは、整然と決められた筋書き（プログラム）に沿って実行される細胞死のことで「プログラムされた細胞死」とも呼ばれるのでした（p.96、100）。関節リウマチにおける一部の細胞では、アポトーシスを起こしにくくなっていることがわかっています。たとえば、自己反応性ヘルパーT細胞がアポトーシスを起こしにくいために、自己免疫応答が慢性的に続くことになります。さらに、滑膜線維芽細胞もアポトーシスを起こしにくくなっているために、あたかも腫瘍の細胞のように増殖しながら関節をむしばんでいきます。

免疫のスケッチ 関節リウマチの4つの側面

自己免疫疾患としての側面

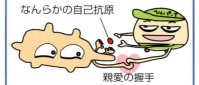

なんらかの自己抗原

親愛の握手

なんらかの自己抗原に過剰に反応

アポトーシスを起こしにくい疾患としての側面

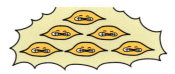

滑膜細胞や自己に反応するT細胞がアポトーシスで除去されにくい

慢性炎症としての側面

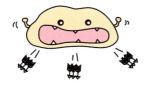

マクロファージが頑張り過ぎて炎症性サイトカインを過剰に放出

関節を破壊する疾患としての側面

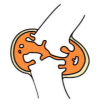

増殖する滑膜細胞や過剰に活性化した破骨細胞が関節を破壊する

　関節リウマチの第4の側面は、「関節を破壊する疾患」としての側面で、滑膜線維芽細胞と破骨細胞の過剰な働きで関節が破壊されます。
　次のシーンからそれぞれの側面を少し細かくみていきましょう。

scene 11.5 自己免疫疾患としての側面とその治療

関節リウマチの第1の側面は、「自己免疫疾患」としての側面です。

自己反応性ナイーブヘルパーT細胞

ところで、ナイーブ（抗原を未経験）ヘルパーT細胞を初めて活性化して、エフェクター（仕事人）ヘルパーT細胞に仕立てるのは樹状細胞でした（p.26）。関節リウマチにおいて、自己抗原に反応するナイーブヘルパーT細胞を初めて活性化するのも樹状細胞と考えられています。自己抗原の実体がまだわかっていないにもかかわらず、「関節リウマチの病態においては、自己反応性ナイーブヘルパーT細胞の活性化が重要」といえるのは理由があります。それは、樹状細胞がナイーブヘルパーT細胞を活性化するのに必要な「共刺激」を遮断する方法が、関節リウマチの治療に役に立つことがわかったからです。

共刺激を遮断（横取り）する治療法

樹状細胞がナイーブヘルパーT細胞を刺激する共刺激分子（CD80/86）と、これを受け止めるT細胞上のCD28分子を覚えていますか（ハローにはニーハオ）。この刺激を横からじゃますのがCTLA-4分子です。すなわち、CTLA-4分子はCD28分子よりも強く共刺激分子（CD80/86）に結合することで、共刺激を横取りします（p.108）。

CTLA-4分子のこのような性質を応用して、CTLA-4分子を薬として使う治療法があります。ただし、CTLA-4分子はタンパク質であり、単独では血液中で分解されやすいため、IgGクラスの抗体のFc部分を結合させて血液中で分解されにくくします（p.139）。そのような細工をしたCTLA-4分子（CTLA-4-Ig）を薬として使うと、樹状細胞からの共刺激を遮断（横取り）できます。するとナイーブヘルパーT細胞はすねて反応しなくなります。このような方法で関節リウマチの勢いをある程度有効に抑えることができるようになりました。「ある程度」というのは、「この治療法だけでは完璧ではない」という意味です。この治療法だけでは完璧で

はないのは、関節リウマチには自己免疫疾患としての側面だけではなく、さまざまな側面があるからです。

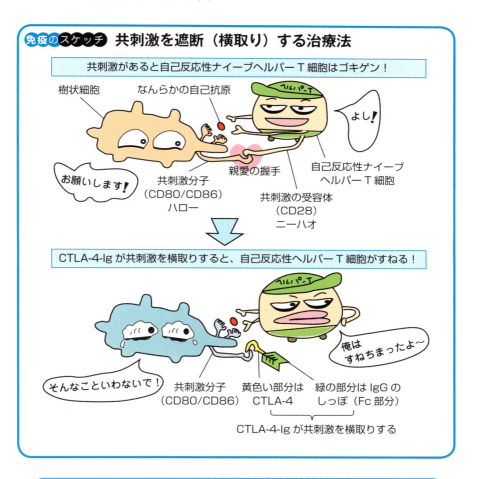

> **ミニメモ**　**自己抗原に反応するナイーブT細胞**
>
> 「ナイーブ」とは、免疫学では「(外来)抗原を経験したことがない」という意味で使われる用語でした (p.27)。ところで、胸腺で自己抗原に強く反応したにもかかわらず、除去されずに生き残った自己反応性ナイーブT細胞は、胸腺で一度自己抗原を「経験」しています。ですから自己抗原に反応するナイーブT細胞の「ナイーブ」とは「抗原を経験したことがない」という意味よりは、「まだ初心者」という意味での「ナイーブ」といえるでしょう。

scene 11.6 さまざまなエフェクターヘルパーT細胞

今度はエフェクター(仕事人)となった自己反応性ヘルパーT細胞にスポットライトをあてていきす。

Th1細胞とTh17細胞

関節リウマチで過剰に働くエフェクターヘルパーT細胞としては、1型ヘルパーT細胞(Th1細胞)や17型ヘルパーT細胞(Th17細胞)(p.157)、もしくは両者の性質をあわせもつ細胞など、さまざまあります。

関節滑膜では、マクロファージたちが自己抗原を提示していて、自己反応性エフェクターヘルパーT細胞の指示を待っています。そして、関節滑膜に出馬したエフェクターヘルパーT細胞(おもにTh1細胞)からカツを入れられると、マクロファージたちは活性化して炎症反応を引き起こします。

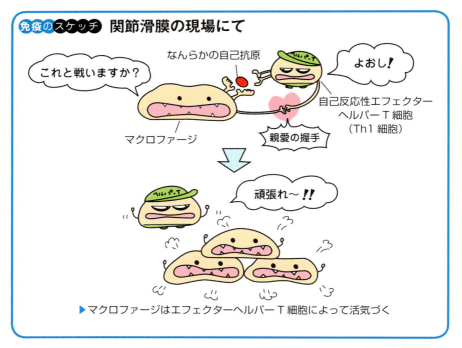

免疫のスケッチ 関節滑膜の現場にて

▶マクロファージはエフェクターヘルパーT細胞によって活気づく

末梢性ヘルパーT細胞?!

　関節リウマチで過剰に働いているさまざまなエフェクターヘルパーT細胞のなかでも注目を集めているのが、「関節の滑膜」という"末梢"の現場でB細胞の抗体産生を指揮する「末梢性ヘルパーT細胞（peripheral helper T cell）」です（Nature. 2017：542：110.）。

　この話は実は意外な話です。そもそもB細胞の抗体産生を指揮するエフェクターヘルパーT細胞は「濾胞性ヘルパーT細胞」と呼ばれ、リンパ節に残って、同じリンパ節の中にいるB細胞を指揮するはずでした（p.157）。ところが関節リウマチにおいては、「関節の滑膜」という末梢の現場において、末梢性ヘルパーT細胞がB細胞を指揮するというのです。

　これはどういうことでしょうか。関節リウマチの滑膜では、リンパ球たち（T細胞とB細胞）が集まって、リンパ節の組織にそっくりな組織構造をつくり上げている、ということです。このような組織構造は「異所性リンパ組織（ectopic lymphoid tissue）」もしくは「三次リンパ組織（tertiary lymphoid tissues）」と呼ばれます。

　中枢（一次）リンパ組織ないし中枢（一次）リンパ器官とは、未熟なリンパ球が成熟する場所でした（p.114）。すなわち、T細胞が成熟する胸腺とB細胞が成熟する骨髄のことです。

　末梢（二次）リンパ組織ないし末梢（二次）リンパ器官とは、リンパ球が抗原と出会い、そして活性化する（エフェクターとなる）場所で、たとえばリンパ節や脾臓などがあります。

　そして、異所性（三次）リンパ組織とは、慢性的に炎症が起こる場所でリンパ球が集い、お互いに活性化し合う場所です。関節リウマチの滑膜でできた異所性（三次）リンパ組織では、末梢性ヘルパーT細胞がB細胞を指揮して自己抗体を発射させることがわかってきました。

　このようにして発射された自己抗体は、自己抗原と結合して免疫複合体を作ります。そして免疫複合体は、関節に沈着することによって関節炎の火に油を注ぐのでした（Ⅲ型過敏反応、p.162）。

詳細解説　異所性（三次）リンパ組織

　末梢の組織で異所性（三次）リンパ組織を作る他の疾患として、甲状腺に対する自己免疫疾患である「橋本病」があります。橋本病の甲状腺においても、リンパ球が集まってリンパ節の組織に似た組織を作り上げます。

　ところで、「組織（tissue）」とはそもそも何でしょうか。それは、「細胞（cell）」が集まって作り上げる秩序のある構造体のことです。細胞が集まって組織ができ、組織が集まって「器官（organ）」ができます。

　同じようにリンパ球が集まって「リンパ組織（lymphoid tissue）」ができ、リンパ組織が集まって「リンパ器官（lymphoid organ）」ができます。

　リンパ球が成熟する場所である胸腺や骨髄は、中枢（一次）リンパ組織が集まってできた中枢（一次）リンパ器官です。

　リンパ球が活性化する場所であるリンパ節や脾臓は、「二次リンパ組織」が集まってできた末梢（二次）リンパ器官です。

　関節リウマチにおける滑膜や、橋本病における甲状腺で作られた異所性（三次）リンパ組織も、その集合体が異所性（三次）リンパ器官と呼ばれることがあります。

●リンパ組織／リンパ器官の分類[※]

リンパ球が集う場所	リンパ球が集う場所の意味
中枢（一次）リンパ組織／器官	リンパ球が成熟する場所。 すなわち未熟リンパ球が成熟リンパ球になる場所。 　例：T細胞が成熟する胸腺、B細胞が成熟する骨髄
末梢（二次）リンパ組織／器官	リンパ球が抗原と出会い、活性化する場所。 すなわちナイーブ（未経験・未感作）リンパ球が エフェクター（仕事人）リンパ球になる場所。 　例：リンパ節や脾臓など
異所性（三次）リンパ組織	末梢の組織において形成された 末梢（二次）リンパ組織に類似した組織。 　例：関節リウマチにおける滑膜で形成される組織 　例：橋本病における甲状腺で形成される組織

[※]　「細胞」が秩序をもって集まると「組織」ができ、「組織」が秩序をもって集まると「器官」ができます。同様に「リンパ球」が秩序をもって集まると「リンパ組織」ができ、「リンパ組織」が秩序をもって集まると「リンパ器官」ができます。

楽屋裏 実働部隊たちの密談

マクロファージ いやあ、まいったな。ぼくの司令官は1型ヘルパーT細胞（Th1細胞）だけど、ヘルパーT細胞って1型と2型だけじゃなくて、17型や、1型と17型の両者の性質をあわせもつタイプだの、たくさん兄弟姉妹がいるんだってね？

B細胞 それをいうなら俺の司令官も兄弟がいてさ。俺の司令官は2016年までは「濾胞性ヘルパーT細胞」とひとくくりにされていたけど、2017年に「末梢性ヘルパーT細胞」が登場したんだ。この前だって末梢性ヘルパーT細胞に呼び出されて、さんざんこき使われて大変だったよ*。

マクロファージ きみも大変だね。じゃあ、ヘルパーT細胞の兄弟姉妹は、Th1細胞、Th2細胞、Th17細胞、濾胞性ヘルパーT細胞、末梢性ヘルパーT細胞の5種類を覚えればいいのかな？

B細胞 それがそうともいえないんだ。「濾胞性ヘルパーT細胞」にしたって、俺を呼び出して「IgGクラスの抗体を発射せよ」と指令する細胞と、「IgEクラスの抗体を発射せよ」と指令する細胞が同じ細胞とは思えない。いや違う細胞だよ、きっと。そのうち濾胞性ヘルパーT細胞も「1型濾胞性ヘルパーT細胞」とか「2型濾胞性ヘルパーT細胞」とか呼ばれるようになって、学生さんたちを困らせると思うぜ。

マクロファージ こりゃ困ったなあ…。

自己反応性ヘルパーT細胞兄弟 おぬしたち、何をぶつぶついってるのじゃ。ちゃんと働くのじゃ！

1型ヘルパーT細胞　　末梢性ヘルパーT細胞

＊　濾胞性ヘルパーT細胞も末梢性ヘルパーT細胞も、CXCL13と呼ばれるケモカイン（p.22）を出して、その受容体（CXCR5）をもったB細胞を呼び寄せます（Front Immunol. 2018：9：1924.）。

scene 11.7 慢性炎症としての側面とその治療

　これまで関節リウマチの「自己免疫疾患」としての側面をみてきました。関節リウマチの第2の側面は、慢性炎症としての側面です。ひとたび自己反応性ヘルパーT細胞によって活性化されたマクロファージは、関節の滑膜でTNF-α（tumor necrosis factor-α）やインターロイキン-1やインターロイキン-6などの炎症性サイトカインを放出します（炎症は熱い、熱いはアイロン：α、1、6、p.20）。なかでもTNF-αは炎症を起こすだけではありません。マクロファージから放出されたTNF-αは、マクロファージ自身に働きかけてマクロファージを活性化します。つまりTNF-αによってマクロファージは自分自身を活性化するため、炎症が慢性化します。

炎症性サイトカインを抑える治療の効果と副作用

　このような慢性炎症を鎮めるべく、TNF-αやインターロイキン-6などの働きを抑える治療が有効であることがわかっています。

　ただ、炎症性サイトカインは、本来であれば病原体を排除する過程で必須の分子でした（p.20〜23）。そのような炎症性サイトカインの働きを抑え過ぎると、感染症にかかりやすくなったり、感染症が治りにくくなる可能性も出てきます。

　特にマクロファージが自分自身を活性化するのに使うTNF-αは、結核菌との戦いにおいても重要です。すなわちマクロファージはTNF-αの力を借りて肉芽腫（p.164）をつくり、結核菌を封じ込めようと頑張りますが、この状態でTNF-αの作用をブロックする薬剤を使用してマクロファージの働きを抑え込むと、結核菌の勢いを増してしまうことがあります。これを「結核菌の再活性化」といいます。このような事態を避けるべく、TNF-αの作用をブロックする薬剤を使用する場合には、結核にかかったことがあるかどうかを事前に調べます。そして、もし結核にかかったことがあることがわかり、なおかつこの薬剤を使用しなければならないほど関節リウマチの勢いが強い場合には、この薬剤を使用する前に、結核菌の再活性化を予防する薬をあらかじめ使うことになります。

免疫のスケッチ TNF-αの働きを抑える治療法で結核菌が再活性化しうる理由

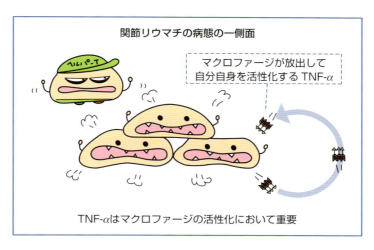

関節リウマチの病態の一側面

マクロファージが放出して自分自身を活性化するTNF-α

TNF-αはマクロファージの活性化において重要

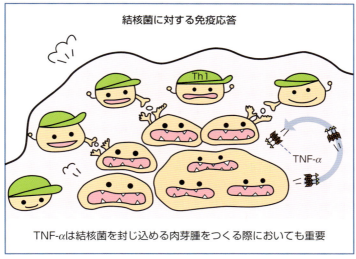

結核菌に対する免疫応答

TNF-α

TNF-αは結核菌を封じ込める肉芽腫をつくる際においても重要

▶関節リウマチの病態と、結核菌に対する免疫応答には共通する側面がある。TNF-αの作用を抑え込むことで関節リウマチの勢いを抑えることが可能だが、副作用として肉芽腫に封じ込められた結核菌が再活性化することがある。

scene 11.8 アポトーシスの異常としての側面

　関節リウマチの第3の側面は、アポトーシスの異常としての側面です。関節リウマチにおいては、一部の細胞がアポトーシス（プログラムされた細胞死）を起こしにくくなっているのです。

自己反応性T細胞のアポトーシス異常

　自己に反応するT細胞は、本来であればあの胸腺学校でアポトーシスによって除去されているはずです（p.96）。たとえ自己反応性T細胞が胸腺学校の厳しい試験をくぐり抜けて卒業したとしても、いったん活性化すると自分でブレーキをかけたり（p.108）、アポトーシスによって消えていくはずです（p.101）。

　ところが、関節リウマチのT細胞はアポトーシスを起こしにくくなっています。その結果、自己反応性T細胞が除去されずに生き残ります。また、戦いを始めた自己反応性T細胞も生き残り続けることで、自己免疫応答が慢性的に続くことになります。

滑膜線維芽細胞のアポトーシス異常

　さらに困ったことには、滑膜を構成する滑膜線維芽細胞もアポトーシスを起こしにくくなっています。アポトーシスを起こしにくくなった滑膜線維芽細胞は、あたかも腫瘍の細胞のように増えて、関節をむしばんでいきます。

　滑膜線維芽細胞がこのように増殖することに関しては、ヘルパーT細胞はあまり深く関与していないようです。つまり、免疫の異常だけでは滑膜細胞の異常な増殖を説明することができません。免疫の異常を整えようとする薬剤だけでは関節リウマチを抑えきれないことがあるのは、そのためとも考えられます。

　関節リウマチにおいて、さまざまな細胞がアポトーシスを起こしにくくなっているのはなぜでしょうか。それはまだ謎であり、研究されるべき課題は山積みです。

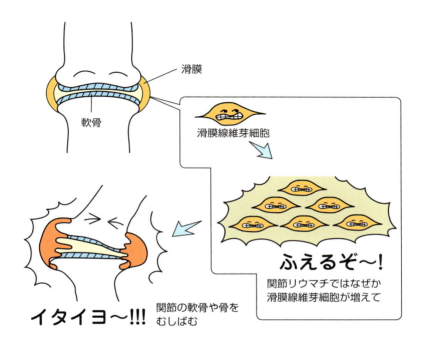

scene 11.9 関節を破壊する疾患としての側面

関節リウマチの第4の側面は、関節を破壊する疾患としての側面です。関節を直接破壊する細胞は、先ほど登場した滑膜線維芽細胞と破骨細胞です。

活性化したマクロファージから炎症サイトカインが放出されると、滑膜の線維芽細胞がこれに反応し、破骨細胞を活性化する分子（RANKL*）や、軟骨や骨を破壊する分子（マトリックスメタロプロテアーゼ）を放出します。

活性化した破骨細胞は骨を部分的に溶かします（骨吸収）。線維芽細胞は線維芽細胞で腫瘍の細胞のように増えていきながら、関節を壊していきます。

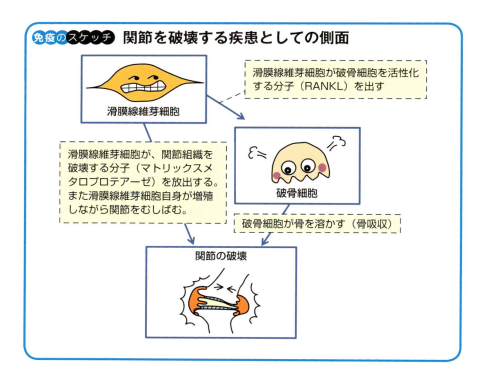

免疫のスケッチ 関節を破壊する疾患としての側面

* RANKL：ligand for receptor activator of nuclear factor kappa B

scene 11.10 より洗練された治療に向けて

　第11幕では、関節リウマチの病態の4つの側面をみてきました。これらの側面が明らかにされるにつれ、それぞれの側面を治療する方法が開発されてきました。

　すなわち、自己免疫疾患としての側面に対しては、自己反応性T細胞の活性化を抑える治療があります。慢性炎症性疾患としての側面に対しては、炎症性サイトカインの働きを直接抑え込む治療があります。これらの治療はとても有効であることがわかっています。

　しかしながら、どの治療もまだ「免疫応答を無差別的ないし全般的に抑え込む治療法」であり、きめの細かい治療であるとは残念ながらいえません。

　そもそも関節リウマチの根本的な原因がいまだわかっていない以上、これまでお話ししてきたような治療法が、疾患の本態に根差した根治療法であるかどうかもまだわかっていません。

　免疫応答を全般的に抑えることで感染症を起こしやすくしてしまうなどの副作用などの問題もあります。今後関節リウマチの本態や、根本的な原因が明らかにされることで、より洗練された治療法が開発されていくことでしょう。

　特に高齢社会においては「根治」という観点だけでなく、副作用の少ない安全な医療ということも求められています。「洗練された治療法」という時には、「疾患の本態の理解に基づいたきめの細かい治療法」ということのほかに、「副作用の少ない安全な治療」という意味も含まれているのです。

第11幕のまとめ

●関節リウマチのさまざまな側面と各側面に対する治療のアプローチ

T細胞に対する共刺激を遮断
（CTLA-4-Ig）

🚫

細胞のアポトーシスを誘導？
（研究段階）

🚫

自己免疫疾患としての側面

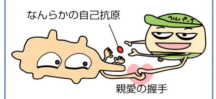

なんらかの自己抗原に過剰に反応

アポトーシスを起こしにくい疾患としての側面

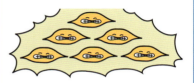

滑膜細胞や自己に反応するT細胞が
アポトーシスで除去されにくい

慢性炎症としての側面

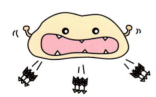

マクロファージが頑張り過ぎて
炎症性サイトカインを過剰に放出

関節を破壊する疾患としての側面

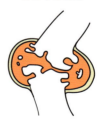

増殖する滑膜細胞や過剰に活性化した
破骨細胞が関節を破壊する

🚫

炎症性サイトカインの作用を遮断
（TNF-αやインターロイキン-6の
作用を遮断）

🚫

破骨細胞の働きを抑える
線維芽細胞の働きを抑える？
（研究段階）

scene 番外編 破骨細胞物語

　第11幕では、初めて登場したのにあまりいい役を演じさせてもらえなかった破骨細胞でした。「骨を破る細胞」という名前もちょっと恐ろしげです。しかしながら、破骨細胞は骨の構造を保つために大切な役割を担っています。これまで重厚な話が続いたので、ひと休みして破骨細胞の生い立ちをたどりたいと思います。

　破骨細胞は、骨において骨吸収を専門とする細胞です。それは「骨髄系前駆細胞」と呼ばれる未分化な赤ちゃん細胞に由来します。骨髄系前駆細胞からはマクロファージも分化してくるので、マクロファージと近縁の兄弟といえます。

　破骨細胞の育ての親は「骨芽細胞」と呼ばれる細胞です。骨芽細胞はM-CSF（macrophage colony-stimulating factor、下の図の哺乳瓶）を分泌し、骨髄系前駆細胞を未熟な破骨細胞へと育てます。

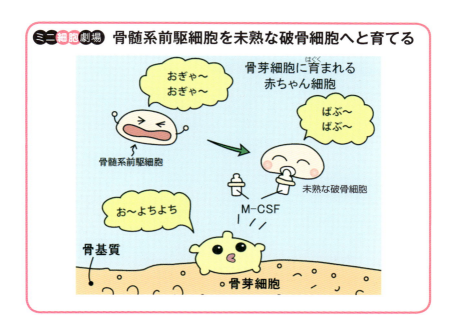

ミニ細胞劇場　骨髄系前駆細胞を未熟な破骨細胞へと育てる

このようにして育った未熟な破骨細胞を、成熟した破骨細胞にするためには、さらに骨芽細胞との相互作用が必要です。その相互作用のなかで特に重要な分子が、骨芽細胞が細胞表面に出すRANKL（ligand for receptor activator of nuclear kappa B）と未熟な破骨細胞が細胞表面に出すRANKです。

　このようにして成熟した破骨細胞は、骨に結合して骨（骨基質）を吸収します。しかし、それは骨を壊すためではありません。骨を新たに作り変える（再構築する）ためなのです。

　まず破骨細胞が骨を吸収して穴（Howship窩）を掘ります。そしてあとから骨芽細胞が追い駆けてきて、穴を埋めるように骨基質を分泌して新たな骨を再構築します。骨芽細胞が破骨細胞を育て、破骨細胞が働くことで骨芽細胞が働く――両者の間には切っても切れない関係があるのでした。

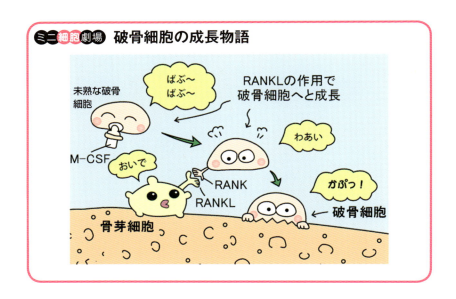

ミニ細胞劇場　破骨細胞の成長物語

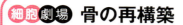 骨の再構築

破骨細胞が穴を掘ると…

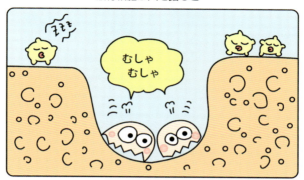

骨芽細胞が追い駆けてきて

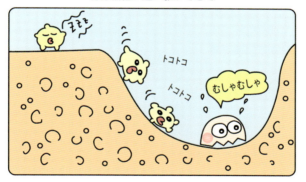

新たな骨基質が埋め立てられます

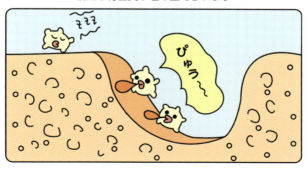

臨床免疫の地図帳

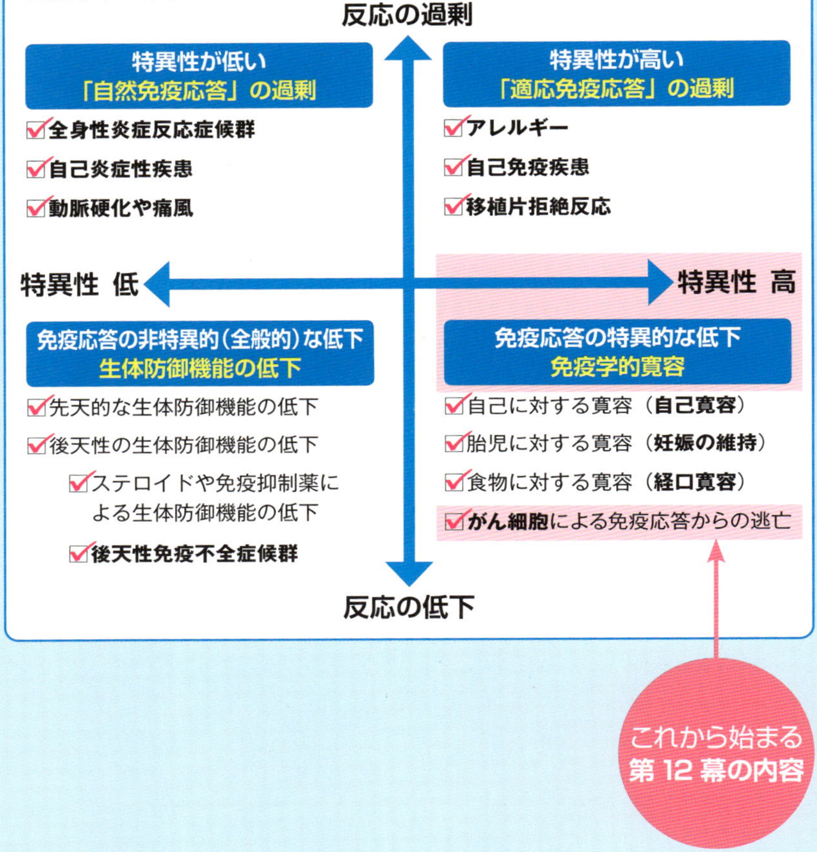

反応の過剰 ↑

特異性が低い「自然免疫応答」の過剰
- ☑ 全身性炎症反応症候群
- ☑ 自己炎症性疾患
- ☑ 動脈硬化や痛風

特異性が高い「適応免疫応答」の過剰
- ☑ アレルギー
- ☑ 自己免疫疾患
- ☑ 移植片拒絶反応

← **特異性 低** ／ **特異性 高** →

**免疫応答の非特異的（全般的）な低下
生体防御機能の低下**
- ☑ 先天的な生体防御機能の低下
- ☑ 後天性の生体防御機能の低下
  - ☑ ステロイドや免疫抑制薬による生体防御機能の低下
- ☑ **後天性免疫不全症候群**

**免疫応答の特異的な低下
免疫学的寛容**
- ☑ 自己に対する寛容（**自己寛容**）
- ☑ 胎児に対する寛容（**妊娠の維持**）
- ☑ 食物に対する寛容（**経口寛容**）
- ☑ **がん細胞**による免疫応答からの逃亡

↓ **反応の低下**

これから始まる第12幕の内容

第12幕 腫瘍免疫の話

逆手(さかて)に取られた免疫学的寛容

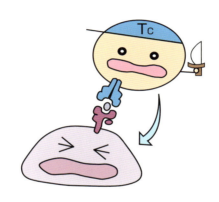

「免疫」は従来、「疫」病(伝染病)による苦痛を「免」れるためのしくみと考えられてきました。ところが、免疫は花粉のような無害なものを攻撃することでつらい症状を出すこともあれば(アレルギー)、自分のからだの成分を攻撃することもあるのでした(自己免疫)。このように免疫は「疫を免れる」どころか、逆にからだを痛める場合があります。

さらに困ったことには、本当に排除して欲しい異物に対しては、免疫はかえって無力になることがあります。その異物とは「がん細胞」です。無害なもの、あるいは攻撃してほしくない自分自身を攻撃しうる免疫が、逆にがん細胞という排除するべき異物を見逃してしまうのは、なぜなのでしょうか。

scene 12.1 がん細胞とは何か？

無制限に増殖し周囲に浸潤したり転移しうる細胞

　細胞が大きくなり（成長）、そして2つに分裂することを「細胞増殖」といいます。細胞が大きくならずに分裂すると、細胞は半分の大きさになってしまいます。ですから、細胞が増殖する際にはまず成長が先にあります。

　さて、本来であれば私たちの細胞は、適切なときに適切な場所だけで増殖するように調節されています。つまり、「増やすべき細胞は増やし、増えてはいけない細胞は増やさない」といった具合に、細胞の増殖は厳密に調節されています。だからこそ、私たちのからだは現在あるままの形を維持できているのです。

　ところが、ある細胞がそのような調節を無視して、時も場所もわきまえずに増殖してしまう場合があります（無制限な増殖）。そしてそのような細胞が周りの組織に侵入して、破壊する場合があります（浸潤）。あるいは、そのような細胞が血液の流れなどを介して遠く離れた臓器に移動して、そこで周囲の組織を破壊する場合もあります（転移）。このように無制限に増殖し、浸潤や転移をしうる細胞をがん細胞といいます＊。

ミニまとめ　がん細胞を定義づける特徴

- 無制限に増殖する
- 周囲の組織に浸潤する
- 遠く離れた組織に転移しうる

＊　第11幕でお話ししたように関節リウマチの滑膜細胞も増殖し、周囲の組織（骨）に浸潤します。しかし、がん細胞ほど無制限な増殖はしません。また転移もしません。

scene 12.2 がん細胞の特徴をとらえる5つの視点

「がん」には少なくとも 10 個の特徴があります（Cell. 2011：144：646.）。これらの特徴を、5つの視点から整理してお話ししたいと思います。

視点1．細胞増殖の調節からの逸脱（無制限に増える）
―細胞増殖を調節するタンパク質の不具合

細胞の増殖は、細胞増殖を促進するタンパク質と、細胞増殖を抑制するタンパク質とのバランスのとれた相互作用によって、厳密に調節されています。ところががん細胞の中では、細胞増殖を促進するタンパク質が過剰に活性化する一方で、細胞増殖を抑制するタンパク質の活性は低下しています。その結果、がん細胞は無制限に増殖しようとします。

視点2．細胞死の調節からの逸脱（生き続ける）
―不死化とアポトーシスに対する抵抗性

がん細胞が無制限に増殖しようとするもう1つの背景として、「細胞死の調節からの逸脱」があります。

実は、通常の細胞では細胞分裂の回数は有限で、ある回数に達すると細胞死を起こします。ところががん細胞は、何回細胞分裂をおこしても細胞死がおこりません。これを「不死化（immortality）」といいます。

不死化とは別に、がん細胞はアポトーシスを起こしにくくなっています。アポトーシスとは整然としたプログラムに沿って実行される細胞死ですが（p.96）、がん細胞はこのプログラムを無視して、生き残ろうとします。「アポトーシスに対する抵抗性（resistance to apoptosis）」もがんの特徴の1つです。

●無制限な細胞増殖の背景

視点1．細胞増殖の調節からの逸脱	視点2．細胞死の調節からの逸脱
・細胞増殖を促進するタンパク質の過剰な活性化 ・細胞増殖を抑制するタンパク質の不活性化	・細胞分裂が有限回ではなくなる（不死化） ・アポトーシスを起こしにくくなる（アポトーシス抵抗性）

無制限な細胞増殖（がんを定義づける特徴の1つ）

視点3．遺伝子の異常の蓄積
―ゲノム不安定性

　がん細胞の中で、細胞増殖を促進するタンパク質が過剰に活性化したり、逆に細胞増殖を抑制するタンパク質の活性が低下するのはなぜでしょうか。それは、タンパク質の設計図である遺伝子が異常になるからです。

　1つの細胞が2つの細胞に増殖する際には、DNAも同じものをコピーして2倍にします。これを「DNAの複製（DNA replication）」といいます。DNAを複製する時には、一定の確率でエラーを生じますが、そのエラーは通常なら修復されます。また、DNAが放射線やたばこの煙などで損傷を受けたときにも、通常なら修復されます。

　ところが、何らかの原因によって、DNAを修復する能力が低下すると、さまざまな遺伝子に変異を生じます。

　このように、遺伝子の変異が蓄積しやすい状態を「ゲノム不安定性（genomic instability）」といいます。ゲノム（遺伝子の総体）が不安定であることを表現した用語です（"DNA"と「遺伝子」と「ゲノム」の違いについてはp.74）。

　このような状態において、細胞増殖を促進するタンパク質の遺伝子（原がん遺伝子、proto-oncogene）が変異して、たまたま異常に活性の高いタンパク質を生じることがあります。このようになった遺伝子を「がん遺伝子（oncogene）」といいます。

　あるいは、細胞増殖を抑制するタンパク質の遺伝子（がん抑制遺伝子、tumor suppressor gene）が変異して、逆に活性の落ちたタンパク質をたまたま生じることがあります。このような偶然が積み重なることによって、細胞が無制限に増殖するようになったのががん細胞です。

　なお、がん細胞においては、何らかの原因によって遺伝子の変異が蓄積しやすい状態となっているため、がんの病態とは直接関係のない遺伝子変異も蓄積しています[*1]。そのような遺伝子の産物は、もともとは自分のからだにはなかった「非自己（腫瘍抗原）」として適応免疫応答に認識されることになります[*2]。

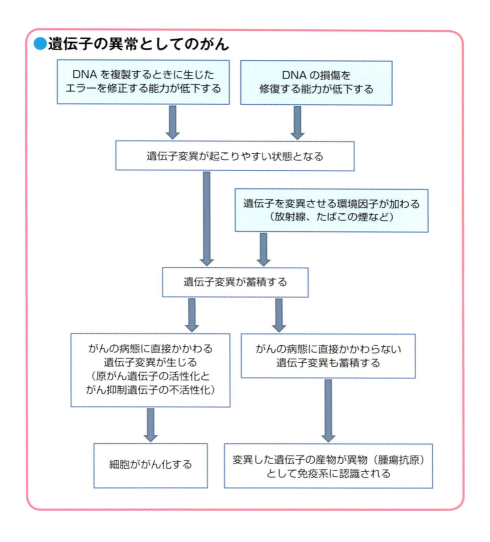

＊1　がんの病態に直接関係する遺伝子変異は「ドライバー（運転手）変異」と呼ばれ、がんの病態に直接関係しない遺伝子変異は「パッセンジャー（旅客）変異」と呼ばれることもありますが、個人的には好ましい用語とは思いません。
＊2　腫瘍抗原（tumor antigen）の多くは、遺伝子変異によってつくられた抗原（tumor neoantigen）ですが、ほかの腫瘍抗原として、遺伝子変異はしていないが、産生される量（発現量）が通常の細胞よりも多い抗原があります。そのような抗原に対する免疫応答のメカニズムの詳細は、まだ明白ではありません。

視点4. 栄養の横取り
―血管新生とエネルギー代謝経路の切り替え

がん細胞は、周囲の組織に血管を作らせ（血管新生、angiogenesis）、我田引水的に栄養を横取りします。

そしてがん細胞は、他の正常な細胞よりも貪欲にブドウ糖を吸収します。それだけでなく、がん細胞はブドウ糖を完全に二酸化炭素と水まで分解することをせず、ブドウ糖を分解する途上の中間代謝産物をタンパク質や核酸などの合成に回して、自分の成長の材料にします（エネルギー代謝経路の切り替え）。

視点5. 免疫応答との攻防
―慢性炎症によるがんの進展促進、そして適応免疫応答からの逃亡

免疫応答はがん細胞を異物として攻撃してくれるものと思われがちですが、必ずしもそうではありません。自然免疫応答のなかでも慢性の炎症反応は、ある種のがんを促進することがあります。たとえば、B型肝炎ウイルスやC型肝炎ウイルスの感染に伴う慢性肝炎は、肝細胞がんのリスクとして知られています。慢性炎症ががんを促進させる機序はまだ完全にはわかっていません。

一方、がん細胞に対して特異的に反応するはずの適応免疫応答からは、がん細胞は逃亡します。これから、がん細胞と適応免疫応答との攻防についてお話ししたいと思います。

ミニまとめ　がん細胞の特徴をとらえる5つの視点

- 視点1. 細胞増殖の調節からの逸脱
- 視点2. 細胞死の調節からの逸脱
- 視点3. 遺伝子の異常の蓄積
- 視点4. 栄養の横取り
- 視点5. 免疫応答との攻防

scene 12.3 がん細胞に対する適応免疫応答―免疫監視

　遺伝子変異の蓄積によって、もともと「自分」にはなかったタンパク質をさまざまに作るようになったがん細胞は、ウイルスに感染した細胞と同じく、自分の細胞ではなくなった（非自己化した）細胞です（p.58）。

　この非自己化したがん細胞が適応免疫応答によって認識され、排除されるという概念は古くからありました。1950年代にバーネット博士（Macfarlane Burnet、1899～1975年）によって提唱された「免疫監視（immune surveillance）」の概念です。そのしくみの詳細が、今世紀に入ってようやくわかり始めました。その様子をまずみてみましょう。

免疫監視の第1段階―"特殊な樹状細胞"が再び参上！

　がん細胞が発生した場所では、がん細胞が作り出す非自己化したタンパク質（腫瘍抗原）を飲み込んだり、細胞死を起こしたがん細胞そのものをまるごと飲み込んで、興奮する細胞がいます。ウイルスに対する免疫応答で登場した、あの"特殊な樹状細胞"です（p.60）。

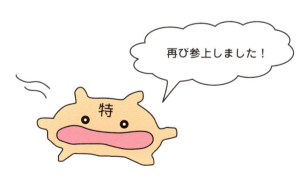

第2幕で登場した特殊な樹状細胞

免疫監視の第2段階—樹状細胞による共刺激が必須！

　腫瘍抗原やがん細胞そのものを飲み込んで興奮した"特殊な樹状細胞"は、リンパ節に駆け込みます。そこで"特殊な樹状細胞"は、クラスⅠMHC分子に腫瘍抗原の断片をのせて、ナイーブ細胞傷害性T細胞に提示します（特殊ルートの抗原提示、クロスプレゼンテーション、p.61）。

　同時に"特殊な樹状細胞"は、クラスⅡ MHC分子に腫瘍抗原の断片をのせて、ナイーブヘルパーT細胞に提示します（通常ルートの抗原提示）。

　"特殊な樹状細胞"によるクロスプレゼンテーションとヘルパーT細胞による助けを受けて、ナイーブ細胞傷害性T細胞はエフェクター細胞傷害性T細胞になります*。

　なお、ウイルスに対する免疫応答をみてきた第3幕の時点ではまだ学んでいませんでしたが、ナイーブT細胞をエフェクターT細胞として目覚めさせるためには、抗原提示による刺激のほかに、CD80/86に代表される「共刺激」（p.106）が必須です。CD80/86による共刺激は、T細胞上のCD28によってしっかりと受け止められます（ハローにはニーハオ）。

免疫監視の第3段階—細胞傷害性T細胞による傷害

　さて、"特殊な樹状細胞"によって呼び覚まされてエフェクター（仕事人）となった細胞傷害性T細胞は、がん細胞のいる場所へと出馬して、がん細胞を傷害します。

　以上の免疫応答（免疫監視）を、「病原体と戦う免疫応答の地図帳（p.13）」と同じようにまとめてみましょう。ウイルスに感染した細胞に対する免疫応答（p.64〜65）と同じ構図であることがわかります。

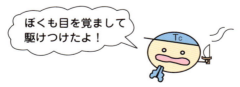

細胞傷害性T細胞（cytotoxic T cell；Tc）

＊　ヘルパーT細胞による助けを必要とせず、"特殊な樹状細胞"による強力な刺激だけで細胞傷害性T細胞が活性化する場合もあります。

免疫のスケッチ　がん細胞に対する免疫応答（免疫監視）

免疫監視の第1段階（がん細胞がいる場所）
"特殊な樹状細胞"による腫瘍抗原の捕捉

がん細胞がつくり出す非自己化したタンパク質（腫瘍抗原）や、がん細胞そのものを、"特殊な樹状細胞"が飲み込み、興奮する

腫瘍抗原をとらえて興奮した"特殊な樹状細胞"がリンパ節に駆け込む

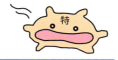

免疫監視の第2段階
（リンパ節などの末梢リンパ器官で適応免疫応答が発動）

・"特殊な樹状細胞"はクラスⅡMHC分子に腫瘍抗原の断片をのせて、ナイーブ（未経験、未感作）ヘルパーT細胞に提示して、エフェクター（仕事人）ヘルパーT細胞にする（通常ルートの抗原提示）。
・同じ"特殊な樹状細胞"はクラスⅠMHC分子に腫瘍抗原の断片をのせて、ナイーブ細胞傷害性T細胞に提示する（クロスプレゼンテーション）。
・"特殊な樹状細胞"によるクロスプレゼンテーションとエフェクターヘルパーT細胞による助けを受けて、ナイーブ細胞傷害性T細胞はエフェクター細胞傷害性T細胞となる（エフェクターヘルパーT細胞による助けがない場合もある）。

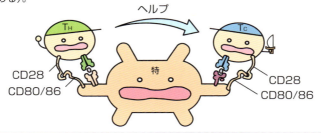

免疫監視の第3段階（がん細胞がいる場所）
エフェクター細胞傷害性T細胞によるがん細胞の傷害

エフェクター細胞傷害性T細胞ががん細胞を傷害する

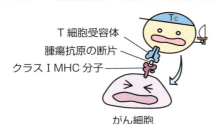

エフェクター細胞傷害性T細胞が血流に乗ってがん細胞がいる場所に出馬する

scene 12.4 免疫監視からの逃亡 ——逆手に取られた免疫学的寛容

　今お話ししてきた免疫監視のしくみがあるにもかかわらず、がん細胞が排除されずに生き残ってしまうのはなぜでしょうか。それは、がん細胞は免疫担当細胞の目をくらませたり、働きをじゃますることで、免疫担当細胞の攻撃から逃亡するからです。

　「私」の細胞が「私」の免疫担当細胞から攻撃されないしくみや、「胎児」の細胞が「母親」の免疫担当細胞から攻撃されないしくみの一端を振り返ってみましょう。

　胎児の細胞で、特に母親の血液と接する絨毛上皮細胞は、母親にとって非自己となる成分を細胞表面から隠したり、母親の免疫担当細胞の働きをじゃまする物質を放出することで、免疫担当細胞からの攻撃をかわします（p.116～119）。

　ある種のがん細胞は、胎児の細胞のまねをして、免疫担当細胞の攻撃をかわします。がん細胞がつくる変異した（非自己化した）タンパク質は、ウイルスの抗原断片と同じように、クラスⅠ MHC 分子にはまり込んで顔を出して、やがて細胞傷害性 T 細胞に認識されます。しかしながら、がん細胞はクラスⅠ MHC 分子そのものを細胞表面から隠すことで細胞傷害性 T 細胞の攻撃から逃亡します。

　また、がん細胞は TGF-β など（p.112）免疫担当細胞の働きをじゃまする物質を放出したり、細胞傷害性 T 細胞の働きを萎えさせる"肩たたき分子" PD-L1 を T 細胞に差し向けます（p.110）。

　TGF-β や PD-L1 による信号を受けた細胞傷害性 T 細胞は、これ以上働けなくなってしまいます。

　このようにがん細胞は、「胎児」の細胞が母親の免疫担当細胞から攻撃されないしくみ、もしくは「私」の細胞が「私」の免疫担当細胞から攻撃されないしくみ、すなわち「免疫学的寛容」のしくみを逆手に取って生き残ろうとするのです。

免疫のスケッチ 免疫監視からの逃亡

その1―胎児の細胞のまね

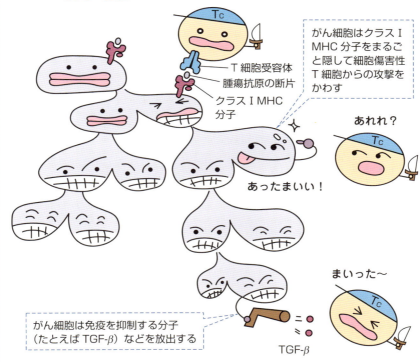

その2―自己寛容のまね

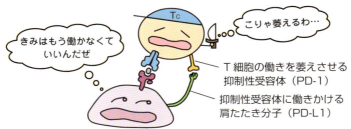

▶「自己」の細胞がPD-L1を使って細胞傷害性T細胞の働きを止めるように（p.110）、がん細胞はPD-L1を使って細胞傷害性T細胞の働きをじゃまする。

scene 12.5 免疫チェックポイントの阻害 ——期待されはじめた免疫療法

長年効果が不明だった免疫療法

　がん細胞が免疫の監視から逃亡する様子をみてきました。こうなるとがん細胞を免疫の力で排除することはできないのでしょうか。

　一度はがん細胞によって力をそぎ落とされてしまった免疫担当細胞ですが、彼らにもう一度活力を与えてがん細胞を排除する——そのような発想に基づく「免疫療法」が長年にわたり開発されてきました。

　たとえばからだからリンパ球を取り出して、試験管内で細胞傷害性T細胞の活性を高める操作をしてから、からだに戻す治療法が考案されました。あるいは取り出した腫瘍細胞に免疫を刺激する共刺激分子などを発現させるように遺伝子操作をして、からだに戻す治療法なども考案されました。しかし、これらの治療法は遺伝子操作という技術的な困難さや倫理的な問題を伴うだけでなく、安全性や治療効果が確実とはいえませんでした。

免疫チェックポイントを阻害する

　そのようななかで、有効性がようやく期待されはじめたのが免疫チェックポイント分子を阻害する「チェックポイント阻害（checkpoint blockade）」と呼ばれる治療法です。「チェックポイント」とは「検問所」という意味で、免疫担当細胞（特にT細胞）の働きを検問して抑え込むのが「免疫チェックポイント分子」です。代表的な分子としてCTLA-4とPD-1とPD-L1があります（p.110）。

　これらの分子は、本来は「自己」の細胞を免疫担当細胞が攻撃しないようにする場面、すなわち「自己に対する免疫学的寛容」の場面で活躍しています。これらの分子の働きを阻害して、T細胞の力を復活させようとするのが「チェックポイント阻害」です。それは理にかなったがんの治療法ですが、副作用として当然のことながら自己免疫応答が生じる可能性があります。今後はがんに対する治療効果をより高め、なおかつ、自己免疫応答などの副作用を低める治療法が開発されることになるでしょう。

免疫のスケッチ 免疫チェックポイント分子の阻害

その1. CTLA-4の阻害（リンパ節で）

- 樹状細胞
- クラスI MHC分子
- 腫瘍抗原の断片
- T細胞受容体
- ナイーブ細胞傷害性T細胞
- 代表的な共刺激分子（CD80/86）
- 共刺激受容体（CD28）
- 代表的なチェックポイント分子（共刺激を奪うCTLA-4）

ナイーブ細胞傷害性T細胞は興奮するのをやめる

↓

- 樹状細胞
- 共刺激分子（CD80/86）
- ナイーブ細胞傷害性T細胞
- 共刺激受容体（CD28）
- CTLA-4に対する抗体でCTLA-4の働きを遮断

ナイーブ細胞傷害性T細胞は再び興奮する

▶代表的なチェックポイント分子であるCTLA-4の働きを阻害することでナイーブ細胞傷害性T細胞を再び活性化する

その2. PD-1、PD-L1の阻害（がん発生の場で）

- Tc
- T細胞受容体
- 腫瘍抗原の断片
- クラスI MHC分子
- がん細胞
- PD-L1
- PD-1に対する抗体でPD-1の働きを遮断
- PD-L1に対する抗体でPD-L1の働きを遮断
- チェックポイント分子（PD-1、PD-L1）の働きを遮断してエフェクター細胞傷害性T細胞の働きを復活させる

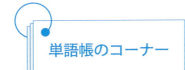

免疫監視と免疫チェックポイント

「チェックポイント阻害（checkpoint blockade）」とは、「T細胞の働きを抑制する分子（CTLA-4、PD-1、PD-L1）を阻害すること」と覚えてしまえばそれまでですが、やや理解しにくい用語です。

ここで使われている「チェックポイント」には「確認する点」という意味はなく、「検問」という意味で使われています。

ところで「検問」と「監視」は両者とも「にらみをきかす」という意味でよく似た行為ですから、「免疫チェックポイント（immune checkpoint）」という用語と「免疫監視（immune surveillance）」という用語は一見よく似ています。しかしながら両者の意味はまったく正反対です。なぜならば、「検問」される対象と「監視」される対象が真逆だからです。

「免疫監視」において「監視」される対象はがん細胞です。一方、「免疫チェックポイント」において「検問」される対象はT細胞です。次の表のように整理すると、理解がより深まると思います。

免疫監視 (immune surveillance)	免疫チェックポイント (immune checkpoint)
監視される対象はがん細胞	検問される対象は免疫担当細胞（特にT細胞）
監視する主語は免疫担当細胞	検問する主語はCTLA-4、PD-1、PD-L1などT細胞を抑制する分子

CTLA-4やPD-1などを阻害するのがチェックポイント阻害
（checkpoint blockade）

第12幕のまとめ

●がん細胞に対する免疫応答（免疫監視）の3段階
- 段階1．がん細胞がつくり出す非自己化したタンパク質（腫瘍抗原）や、がん細胞そのものを、"特殊な樹状細胞"が飲み込み、興奮する
- 段階2．興奮した"特殊な樹状細胞"がリンパ節に駆け込み、ナイーブヘルパーT細胞とナイーブ細胞傷害性T細胞に腫瘍抗原を提示して活性化する（このとき共刺激は必須）
- 段階3．エフェクター（仕事人）となった細胞傷害性T細胞は血流に乗ってがん発生の場に出馬し、がん細胞を傷害する

●がん細胞による免疫監視からの逃亡
- クラスⅠMHC分子を隠して、腫瘍抗原が細胞傷害性T細胞に認識されないようにする
- TGF-βを放出したり、PD-L1分子を細胞表面に出して、細胞傷害性T細胞の働きをじゃまする

●免疫監視を復活させる免疫療法
- 従来の免疫療法は効果も安全性も確立されていなかった
- CTLA-4、PD-1、PD-L1などの免疫チェックポイント分子を阻害する「チェックポイント阻害療法（checkpoint blockade）」が有望な治療として登場した
- しかし免疫チェックポイント分子はそもそも自己寛容（免疫が自分自身を攻撃しないしくみ）において働く分子であるため、チェックポイント阻害療法の副作用として自己免疫応答を生じうる

●免疫監視と免疫チェックポイントの対象は真逆である
- 「免疫監視（immune surveillance）」において「監視」される対象はがん細胞である
- 「免疫チェックポイント（immune checkpoint）」において「検問」される対象は免疫担当細胞（特にT細胞）である

臨床免疫の地図帳

反応の過剰

特異性が低い「自然免疫応答」の過剰
- ☑ 全身性炎症反応症候群
- ☑ 自己炎症性疾患
- ☑ 動脈硬化や痛風

特異性が高い「適応免疫応答」の過剰
- ☑ アレルギー
- ☑ 自己免疫疾患
- ☑ 移植片拒絶反応

特異性 低 ←——————————→ 特異性 高

免疫応答の非特異的（全般的）な低下 生体防御機能の低下
- ☑ 先天的な生体防御機能の低下
- ☑ 後天性の生体防御機能の低下
  - ☑ ステロイドや免疫抑制薬による生体防御機能の低下
  - ☑ **後天性免疫不全症候群**

免疫応答の特異的な低下 免疫学的寛容
- ☑ 自己に対する寛容（**自己寛容**）
- ☑ 胎児に対する寛容（**妊娠の維持**）
- ☑ 食物に対する寛容（**経口寛容**）
- ☑ **がん細胞**による免疫応答からの逃亡

反応の低下

これから始まる
第13幕の内容

第13幕 エイズの話

根底から破壊される免疫応答

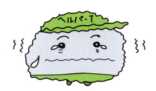

　1980年は全世界天然痘根絶宣言がWHOによって発表された年でした。天然痘は17世紀から18世紀にかけて西欧で猛威を振るい、多くの人命を奪った伝染病ですが、18世紀末になってジェンナーによって始められ、19世紀末にパスツールによって洗練化された形に開発されたワクチンによって根絶されました。それはワクチンを武器にとった人類の勝利とさえ謳（うた）われました。

　しかし、天然痘根絶宣言の翌年にあたる1981年、大変皮肉なことにワクチンではまったく太刀打ちできない感染症が初めて報告されました。「後天性免疫不全症候群（acquired immunodeficiency syndrome）」、略して「エイズ（AIDS）」です。エイズの原因は通称「エイズウイルス」、正確には「ヒト免疫不全ウイルス（human immunodeficiency virus；HIV）」と呼ばれる病原体です。ヒト免疫不全ウイルスは免疫応答を根底から破壊してしまいます。そして、今も世界中で広がりを続けており、脅威となっています。その極悪さかげんをみてみましょう。

scene 13.1 ヒト免疫不全ウイルスは免疫応答の司令官を破壊する

　免疫担当細胞には、マクロファージや樹状細胞、好中球や好酸球、B細胞や細胞傷害性T細胞など、さまざまな細胞があります。後天性免疫不全症候群（acquired immunodeficiency syndrome、以下エイズと略します）の原因となるヒト免疫不全ウイルス（human immunodeficiency virus、以下HIVと略します）は、これらの免疫担当細胞のなかでも、免疫応答を指揮するヘルパーT細胞を狙って感染し、これを破壊します。

　胸腺学校を卒業したヘルパーT細胞には、CD4分子という目印が刻印されるということを覚えていますか（p.98）。HIVはヘルパーT細胞の目印であるCD4分子にくっついて、ヘルパーT細胞の中に感染します。そしてHIVは細胞の中でじわじわと増えて、やがてヘルパーT細胞を破壊し、また次のヘルパーT細胞をめがけて飛び立ちます。

ミニメモ　ヒト免疫不全ウイルス（HIV）とその受容体

　HIVはCD4分子を「受容体」としてヘルパーT細胞に感染しますが、CD4分子にくっつくだけでは細胞の中にもぐり込むことができません。ケモカイン（p.22）の受容体であるCCR5分子やCXCR4分子などを補助受容体（コレセプター）として結合することで、細胞の中に入り込むことができるようになります。

　CD4分子を細胞表面にもつ他の細胞として、マクロファージや樹状細胞もあります。これらの細胞もCD4分子と同時にCCR5分子などのケモカイン受容体をもつので、HIVに感染されますが、HIVによって直接破壊されることはありません。HIVに感染され、なおかつ破壊されてしまうのは、あくまでもヘルパーT細胞です。

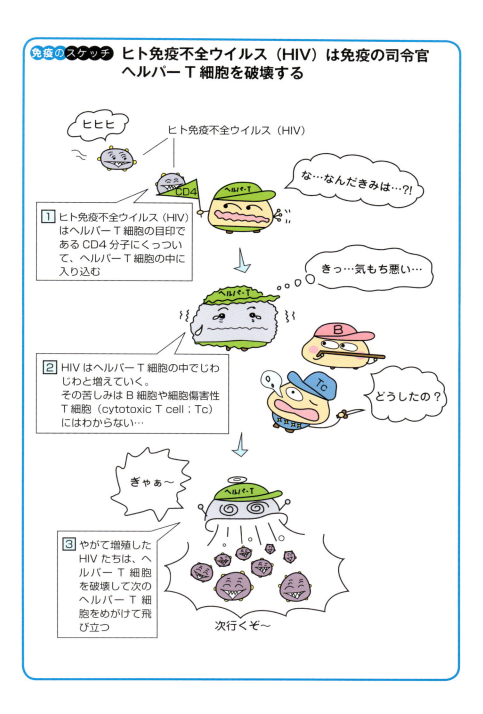

scene 13.2 司令官を失い、路頭に迷う実働部隊たち

　ヘルパーT細胞には兄弟姉妹たちがいて、それぞれ得意分野があったことを思い出しましょう（p.157）。

　1型ヘルパーT細胞（Th1細胞）は、マクロファージを直轄部隊として、マクロファージの中にもぐり込んだ微生物の消化を助けるのを得意とします。

　17型ヘルパーT細胞（Th17細胞）は、好中球を直轄部隊として、細胞外に感染しようとする細菌や真菌（カビ）を攻撃するべく、好中球を感染の場所に集めて活性化します。

　そして濾胞性ヘルパーT細胞（T_FH細胞）は、B細胞を直轄部隊として、抗体を発射させることで、Th1細胞やTh17細胞が指揮する免疫応答を、背後から援護射撃してくれるのでした。

　このように免疫応答を指揮する司令官であるヘルパーT細胞が、HIVによって破壊されてしまうので、実働部隊であるマクロファージ、好中球、B細胞、細胞傷害性T細胞などは路頭に迷うことになります。

　その間に、通常であれば簡単に排除できるはずのウイルス、細菌、真菌などが体をむしばみ、やがて命を奪う……これがエイズの恐ろしさです。

　さまざまな免疫担当細胞があるなかで、肝心かなめのヘルパーT細胞を狙って破壊するというずる賢さ！

　さらにずる賢いのは、HIVは宿主であるヒトに感染してからも、すぐその宿主の命を奪うことはしません。ウイルスは取りついた宿主の細胞の中でしか生きることができないので、宿主の命を奪ってしまえばHIV自身も増えるチャンスを失います。ですから、HIVは何年も宿主の命を奪わない状態（無症候状態）を保ちながら、じわじわと増えつつ、その間に性交渉などを介して次の宿主に伝播させるのです。

免疫のスケッチ　HIV によってヘルパー T 細胞が破壊される

●エフェクターヘルパー T 細胞の直轄部隊と得意技

エフェクター ヘルパー T 細胞	直轄部隊	得意技
1 型ヘルパー T 細胞 （Th1 細胞）	マクロファージ	マクロファージ内にもぐり 込んだ病原体の攻撃の指揮
17 型ヘルパー T 細胞 （Th17 細胞）	好中球	細菌や真菌（いわゆるカビ）の 攻撃の指揮
2 型ヘルパー T 細胞 （Th2 細胞）	好酸球	寄生虫の攻撃の指揮
濾胞性ヘルパー T 細胞 (follicular helper T cell；T_{FH})	B 細胞	抗体産生の指揮

エイズでは、これらのヘルパー T 細胞の
すべてが破壊されるため、免疫応答は総崩れになる

●司令官を失って路頭に迷う細胞たち

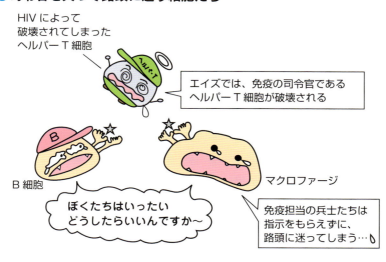

scene 13.3 なぜワクチンはエイズに対して効かないのか？

この極悪で非道なウイルスに対して、ワクチンやさまざまな薬物が開発されていますが、いまだに根本的な解決には至っていません。

それは、HIVが自分自身のタンパク質をめまぐるしく変化させて変身し、抗体や薬剤が結合しようとするのをスルリとかわすからです。HIVは、タンパク質の設計図である遺伝子をめまぐるしく変化させて、タンパク質の形を変えていきます。そのスピードに私たちの免疫担当細胞たちやワクチンや薬剤の開発が追いつけないのです。

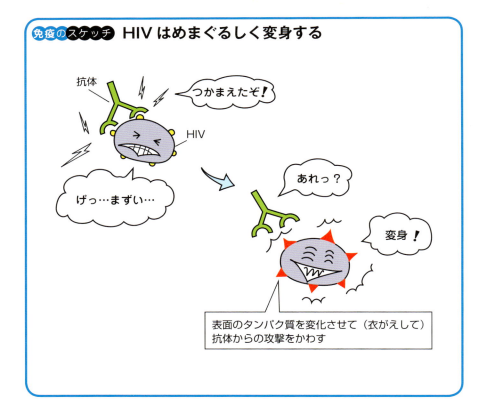

免疫のスケッチ　HIVはめまぐるしく変身する

scene 13.4 抗レトロウイルス療法

　HIVのめまぐるしい変身に薬剤が追いつけないならば、3種類以上の薬剤をまとめて使って、ウイルスが増えるのに必要な複数の分子を同時に阻害しようとする治療法が1997年から始まりました。「抗レトロウイルス療法（anti-retroviral therapy）」と呼ばれる治療法です。

　レトロウイルスとは、逆転写酵素（reverse transcriptase）をもつウイルスの総称で、HIVはレトロウイルスの集合に含まれます。DNAをもとにしてRNAを合成するのが「転写」でした（p.77）。逆にRNAをもとにしてDNAを合成するのが「逆転写」で、逆転写酵素によって行われます。抗レトロウイルス療法においては、この逆転写酵素の働きを抑え込む薬剤をはじめとして、DNAになったウイルス遺伝子をヒトのDNAにもぐり込ませるインテグラーゼなどをブロックする薬剤を組み合わせて使います（インテグレート "integrate" には、積分のインテグラル "integral" と同じく「合わせる」という意味があります）。この治療法によって、HIVの量を減らすことができ、疾患が進行するのを抑えることができるようになりました。

　しかしながら、大きな問題点がまだ残っています。

　第一の問題は、ウイルスは根絶されないため、生涯薬を飲み続けなければならないということです。その間に薬が効かなくなる点も、まだ克服されてはいません。第二の問題は、副作用の問題です。急に出る副作用として、免疫力が復活するときに、強い炎症反応を起こすことがあります（免疫再構築症候群）。長期的な副作用としてもさまざまなものがあり、たとえ延命ができたとしても、副作用に悩み続けるという問題が残ります。第三の問題は、費用の問題です。副作用と戦いながら生涯この治療を続けると仮定すると、1人あたり1億円前後の費用がかかると見積もられています。そのような高額な治療法は、ワクチンのように全世界中に届けられるわけではありません。そして、全世界中に届けられることが可能なはずのワクチンは、くり返しになりますが、歯が立たないままです。

　人類がこのウイルスを真の意味で克服するのは、いつの日のことでしょうか。

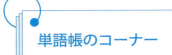

単語帳のコーナー　原発性免疫不全症

　さまざまな病原体に対する免疫応答が弱まり、感染しやすくなる（易感染性を呈する）のが、従来の意味の「免疫不全症（immunodeficiency disease）」でした。「従来」というのは「2010 年まで」のことです。

　免疫不全症は、原発性免疫不全症（primary immunodeficiency disease）と続発性免疫不全症（secondary immunedeficiency disease）とに分類されます。原発性免疫不全症は、遺伝子の異常による先天的な（生まれつきの）免疫不全症です。二次性の免疫不全症は、後天的に生じる免疫不全症で、先ほどみてきた後天性免疫不全症候群（エイズ）のほかに、低栄養による免疫不全症や、薬剤（ステロイドや免疫抑制薬）による免疫不全症などがあります。

- ●従来（2010 年まで）の免疫不全症の分類
- ●原発性免疫不全症：遺伝子異常による先天的な免疫不全症
- ●続発性免疫不全症：後天的な免疫不全症
  - （例）後天性免疫不全症候群、低栄養による免疫不全症
  　　　 薬剤（ステロイドや免疫抑制薬）による免疫不全症

●先天性の自己炎症性疾患も原発性免疫不全症？？

　今お話しした「従来の免疫不全」を、第 3 部の前奏曲（p.144 〜 145）でも簡単に「免疫不全」といえばよいものを、あえて「生体防御機能の低下」と呼んだことには理由があります。

　2011 年以降の「原発性免疫不全症」の国際分類において、第 10 幕でみてきた先天性の自己炎症性疾患が原発性免疫不全症に含まれるようになったからです。

　自己炎症性疾患は、免疫の"不全"ではなく、むしろ自然免疫応答の"過剰"です。従来の免疫不全の一番の特徴は、さまざまな病原体にかかりや

すくなること（易感染性）ですが、自己炎症性疾患においては、さまざまな病原体にかかりやすくなるどころか、診断するためには発熱の原因が感染症ではないことを証明しなければなりません。

そのような自己炎症性疾患まで「原発性免疫不全」に分類されるようになったため、免疫応答が弱まり感染しやすくなる状態を、第3部の前奏曲では「免疫不全」ではなく「生体防御機能の低下」と表現しました。

● **新しい免疫不全を「免疫制御不全」としてとらえる**

それでは、新しく定義された「免疫不全」をどのようにとらえたらよいのでしょうか。一つの提案ですが、これを「免疫制御不全」としてとらえるとわかりやすくなるかもしれません。

免疫応答が弱まり感染しやすくなる疾患（従来の免疫不全＝生体防御機能の低下）は、免疫を「正に」制御できない疾患としてとらえることができます。そして自己炎症性疾患などの免疫応答が過剰になる疾患は、免疫を「負に」制御できない疾患ととらえることができます。

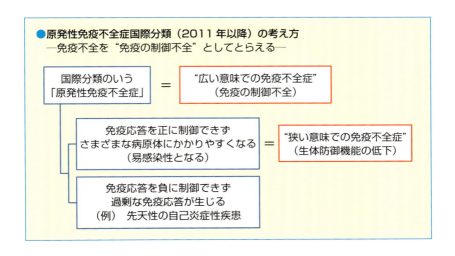

原発性免疫不全症の分類は今後も変わりえますが、当面は「原発性免疫不全症」を「原発性免疫制御不全」としてとらえるとよいでしょう。

第13幕 エイズの話

談話室

体液性免疫のユーモアあふれる話

学者の人物伝や細胞たちの声などを聞いて楽しかった談話室ですが、いよいよ結びに近づいてきました。今回の話題は、多くの教科書でははじめのほうで解説される「体液性免疫」と「細胞性免疫」についてです。

適応免疫応答の二本柱

免疫応答は、自然免疫応答と適応免疫応答とに区別され、2つの応答が協力し合って病原体の排除にあたることを、これまで観劇してきました。

適応免疫応答は、さらに「体液性免疫（humoral immunity）」と「細胞性免疫（cellular immunity）」とに区別されます。

「体液性免疫」とは、抗体による免疫応答のことです。ここでいう「体液（humor）」とは、序曲でもお話しした「4つの体液」を意味する由緒ある用語です（p.2）。

抗体は、1890年にベーリングと北里柴三郎によって、病原体の毒素に抵抗する「抗毒素（antitoxin）」として血液（血清）から発見されました（p.43）。ですから抗体による免疫応答は「体液性免疫」と呼ばれるのです。

一方、「細胞性免疫」とは、T細胞によって担われる免疫応答のことです。より正確にいえば、1型ヘルパーT細胞がマクロファージを活性化する反応や、細胞傷害性T細胞がウイルスに感染した細胞や移植された臓器を傷害する反応が細胞性免疫です。

まとめると、適応免疫応答は、B細胞が発射する抗体による「体液性免疫」と、T細胞が主体になって働く「細胞性免疫」とに区別されます。

もっとも「体液性免疫」といっても、その背後には抗体を発射するB細胞と、それを指揮する濾胞性ヘルパーT細胞がいます。

また「細胞性免疫」といっても、抗体による援護射撃があってこそ、効率的に働くことができます。自然免疫と適応免疫が協力し合うように、体液性免疫と細胞性免疫も協力し合っています。

しかしながら、「体液性免疫」と「細胞性免疫」の役割分担がはっきりと解明されたのは、抗毒素の発見から75年を経た1965年のことでした。

1965年を境として―

今でこそ、適応免疫応答の主役として知られるリンパ球（B細胞とT細胞）ですが、1960年代までは、リンパ球が何をしているのかはわかっていませんでした。

たとえば次のようなエピソードがあります。かつてのイギリスの首相、ウィンストン・チャーチル（Sir Winston Leonard Spencer-Churchill、1874〜1965年）が、戦後の療養中に自分のカルテをみて、医師に「これらのリンパ球は何をしているのですか？」とたずねました。医師は「わかりません、首相」と答えました。すると首相は「ではなぜリンパ球の個数を数えるのですか？」と聞きました。医師はもちろん答えることができませんでした[*1]。

　やがて1965年、まるでチャーチルの質問に答えるかのような報告がマックス・クーパー（Max D. Cooper、1933年〜）たちによってなされました。それまで1種類と考えられていたリンパ球は、源氏と平家のように2種類の系統があることが解明されたのです。体液性免疫を担うリンパ球と、細胞性免疫を担うリンパ球の2種類です[*2,3]。

　体液性免疫を担うリンパ球は、ニワトリのファブリキウス嚢（Bursa of Fabricius）に由来しました。

　また、細胞性免疫（具体的には移植した皮膚の拒絶反応）を担うリンパ球は、ニワトリの胸腺（Thymus）に由来しました。

　B細胞とT細胞という名前が今にも生まれようとする瞬間です（実際にはB細胞とT細胞という名前が生まれたのは1969年のことです）[*4]。

　しかしながら、哺乳類にはファブリキウス嚢がありません。哺乳類で体液性免疫を担うB細胞はどこから生まれるのでしょうか。なかなか突き止められることのないまま月日が流れました。

　そしてついに、哺乳類のB細胞は肝臓や骨髄（Bone marrow）で生まれ育つことが、クーパー博士たちによって突き止められました。1965年の報告から10年近くを経た、1974年から1975年にかけてのことです[*2,3]。

　B細胞の生まれ故郷は、鳥類のファブリキウス嚢（Bursa of Fabricius）に引き続き、哺乳類でも骨髄（Bone marrow）と、どちらも"B"を頭文字にしていました。このように「B細胞」は鳥類でも哺乳類でも「B細胞」と呼ばれるにふさわしいことがわかったわけです。

　それは、体液性免疫（humoral immunity）についてのユーモア（humor）あふれる、最高級の洒落となりました。

（参考）
* 1　A Historical Perspective on Evidence-Based Immunology 2015, p.32, Elsevier
* 2　Annu Rev Immunol. 2010；28：1.
* 3　Nat Rev Immunol. 2015；15：191.
* 4　Lancet. 1969；2：367.

第1～13幕のまとめ

●病原体に対する応答（生体防御反応）としての免疫の分類
- 自然免疫応答（innate immune response）
  - ・病原体関連分子パターンがパターン認識受容体によって認識される
  - ・反応の特異性は低い（おおざっぱな認識）
  - ・反応の立ち上がりは早い（分単位～時間単位）
  - ・2度目も同じ反応をする（免疫学的記憶なし）
- 適応免疫応答（adaptive immune response）
  - ・抗原が抗原受容体によって認識される
  - ・反応の特異性は極めて高い（厳密な認識）
  - ・反応の立ち上がりは遅い（数日単位）
  - ・2度目は速くて強い反応が起こる（免疫学的記憶）

●適応免疫応答はさらに2つに分類される
- 体液性免疫（humoral immunity）：「抗体」を中心にした免疫応答
- 細胞性免疫（cellular immunity）：「T細胞」を中心にした免疫応答
- 体液性免疫といっても抗体産生を指揮する濾胞性「T細胞」がいる
- 細胞性免疫といっても有効に働くためには「抗体」の援護射撃が必要

●感染症の治療や予防の方法としての免疫の分類
- 能動免疫（法）（active immunization）
  ：ワクチンを接種して、個体に能動的に抗体を作らせる方法
- 受動免疫（法）（passive immunization）
  ：ある抗体をもたない個体に、その抗体を外から与える方法

●受動免疫（法）に似た用語：受動伝達免疫*
（passive transfer of immunity）
- 母乳を介したIgAクラスの抗体の授与（scene 8.4）
- 胎盤を介したIgGクラスの抗体の授与（scene 8.5）

* 受動伝達免疫も、感染症の治療や予防の方法としての受動免疫法も、簡単に「受動免疫（passive immunity）」と呼ばれることも多い。

間奏曲
「真理という大海原」──ニュートンの言葉より

　第3部「臨床免疫学序説」では、オリジナルの地図帳を頼りに、広範囲な臨床免疫学の全体像を見渡してきました。そして、免疫学の理解に基づいて前世紀末から今世紀にかけて開発されてきた治療法についても、折に触れてお話ししてきました。これらの治療法は、生命工学技術の発展も手伝って、目覚ましいものがあります。

　たとえば関節リウマチの領域においては、炎症性サイトカインの働きを抑える治療だけでなく、T細胞に対する共刺激を遮断する治療法の有用性が示されています。腫瘍免疫の領域においては、関節リウマチとは逆に、T細胞の働きを復活させるチェックポイント阻害療法が有望な治療法として出現しました。こうした臨床免疫学の成果は、人類の英知の結集ともいえるでしょう。

　しかしそれでもなお、自然は私たちの知のはるかに届かないところにあるのも厳粛な事実です。第3部でみてきたアレルギー、自己炎症性疾患、関節リウマチ、がん、エイズに関して、私たちは知れば知るほど、まだ何も知らないことを思い知らされます。

　ここで、晩年のニュートン（Isaac Newton、1643～1727年）による言葉に耳を傾けてみたいと思います。（David Brewster Sir Memoirs of the Life, Writings, and Discoveries of Sir Isaac Newton, Volume 2 p.407, Nabu Press 2010）

I do not know what I may appear to the world,
but to myself I seem to have been only like a boy
playing on the sea-shore, and diverting myself in now and then
finding a smoother pebble or a prettier shell than ordinary,
whilst the great ocean of truth lay all undiscovered before me.

Isaac Newton

間奏曲　「真理という大海原」—ニュートンの言葉より

　この言葉を鑑賞するとき、とても静かでありながら、どこまでも広がっていく音楽を聴いているかのような感銘を受けますが、みなさんはいかがでしょうか。文章の格調を損ねてしまうかもしれませんが、意訳してみると次のようになるでしょうか。

> 私が世の中の人たちにどのように映っていたかはわかりません。
> ただ、私自身にとって私とは、海辺で遊ぶ少年のようなものに
> すぎなかったように思います。
> その少年は、ときに、あるいはたまに、
> ごく普通の小石よりもなめらかな小石をひとつみつけては、
> あるいは普通の貝殻よりもかわいらしい貝殻を
> ひとつみつけては、自分自身を解き放っていました。
> その一方で、真理という大海原は、なお何も発見されることなく、
> 私の前に広がっているのです。
> 　　　　　　　　　　　　　　　　　　　　　アイザック・ニュートン

　ニュートンといえば近代科学の礎（いしずえ）を築きあげた巨匠ですが、ニュートン自身にとって自分の発見は「小石」や「貝殻」にすぎず、真理は何も発見されないままであるというのですから、その謙虚な思想には心を打たれずにはいられません。

　もちろん人命にかかわる臨床医学の厳しい状況で発見されてきた知見や医薬品の数々を、ニュートンのいう「小石」や「貝殻」にたとえることは適切ではないかもしれません。ましてや、日夜研究や診療にいそしむ研究者や臨床医を、「海辺で遊ぶ少年」にたとえる意図もありません。

　ただ、

　　"whilst the great ocean of truth lay all undiscovered before me."

というメッセージだけは、読者のみなさんと共有したいと思い、第3部の結びの言葉として紹介しました。

第14幕 フィナーレ 生命の技法

免疫担当細胞たちの生い立ちの秘密

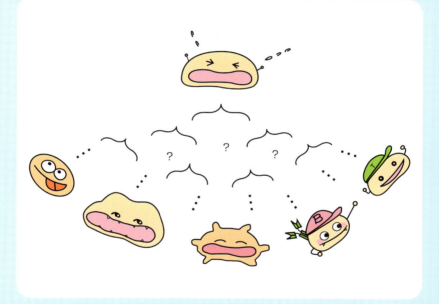

免疫とは「自分」を攻撃しないで「自分でないもの」だけを攻撃するものだと思っていたら、話は単純ではありませんでした。
私たちのからだの中では、「自分」に反応しそうな細胞を除去したり、すねさせたり、じゃましたり……とさまざまなドラマがくり広げられています。そのような免疫のドラマを担当する細胞たちの生い立ちをたどってみると、生命の「裏技」もしくは「技法」のようなものがみえてきます。
免疫劇場のフィナーレとして、その技法のいくつかをのぞいてみましょう。

第 14 幕　フィナーレ　生命の技法

scene 14.1　主題と変奏

はじめに単純な細胞があった

　マクロファージや樹状細胞、そして T 細胞と B 細胞。これらの個性豊かな細胞たちによる免疫のドラマを観劇してきました。彼らの先祖をたずねると、「造血幹細胞」と呼ばれる赤ちゃん細胞にたどり着きます（p.94）。それは、単純でまだ個性のない、しかしさまざまな細胞になる可能性を秘めた細胞です。この造血幹細胞が分裂し、やがて分化していくことで、個性豊かな多彩な細胞たちが生み出されます。その分化の詳しい過程については未知の点が多くありますが、造血幹細胞に由来するさまざまな細胞たちが相互関係を結ぶことで、免疫のドラマが繰り広げられます。

　そもそも私たちのからだを作り上げる 37 兆個の細胞たちも、もとをたどれば「受精卵」という個性のない単純な細胞に由来します。はじめは「受精卵」や「造血幹細胞」という単純な細胞から始まり、やがて多様な細胞たちが生み出され、これらの細胞たちが相互作用をすることでからだの形や免疫の世界が作り上げられる—その生命現象は、主題と変奏によって奏でられる芸術音楽にも似ています。その音楽は、はじめに単純な主題が提示され、その主題からさまざまな変奏が生み出され、やがてこれらの変奏どうしが相互に作用することで曲の全体が創り上げられます。すぐれた作品では、同じ主題から生まれたとは思えない、意外な変奏が聴かれることもあります。音楽評論家の吉田秀和さん（1913 〜 2012 年）は、作曲家のロベルト・シューマン（Robert Alexander Schumann、1810 〜 1856 年）を讃えて次のように語っています。

> メタモルフォーズ。同じものの思いもよらないような、
> ファンタスティックな変貌ぶり。
> これこそシューマンの創造の眼目であり、急所である。
>
> 　　　　　　　　　　　　　　　　　吉田秀和「シューマン」

免疫劇場 はじめに単純な細胞があった

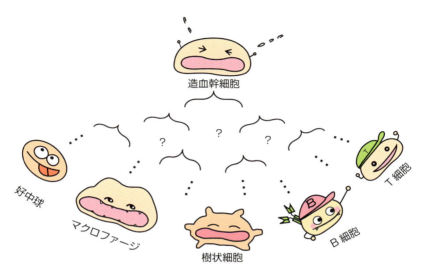

▶はじめに個性のない「造血幹細胞」があった（主題）。
やがてその細胞が、分裂して分化することで個性豊かな細胞たちが生まれる（変奏）。
しかし、その分化の詳細については未知の部分が多い。

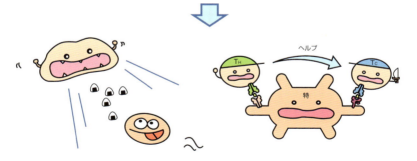

▶造血幹細胞から生み出されたさまざま細胞たちが、
お互いに相互関係を結ぶことで免疫の劇が繰り広げられる。

scene 14.2 試行錯誤の極み ──親和性の成熟

胚中心とは？

　B細胞が抗体を作るときに、遺伝子断片と遺伝子断片とをランダムに組み合わせることで無数の種類の抗体を作るドラマを第4幕で見てきました（p.72～73）。しかし実はこの劇にはまだ続きがあったのです。

　リンパ節の中でエフェクターヘルパーT細胞に助けられて分裂増殖するB細胞の一部は、エフェクターヘルパーT細胞と一緒にリンパ濾胞（p.157）に移動し、そこで胚中心と呼ばれる場所を作ります。「胚中心（germinal center）」は、まだその働きがわかっていなかった時代に「新しい細胞が生みだされる（germinated）場所」という意味で名づけられました。確かに胚中心はB細胞がたくさん増殖してあらたなB細胞が生みだされる場所ですが、同時にB細胞がたくさん細胞死を起こす場所でもあります。そこではいったい何が起こっているのでしょうか。

胚中心での試行錯誤

　胚中心では、B細胞は分裂・増殖を繰り返しながら、後に抗体として発射されるB細胞受容体の可変領域の遺伝子（p.72）をとても高い頻度で変異させます。それは、一般的な遺伝子に自然に起こる変異よりも1000倍から100万倍もの高い頻度であり、「体細胞超変異」と呼ばれています。

　胚中心のB細胞がこのような体細胞超変異を起こすのは、B細胞受容体の「品質」、すなわち「抗原への結合能力」を向上させるためです。しかしながら、B細胞がこのようにB細胞受容体の遺伝子を変異させても、できあがったB細胞受容体の多くはできそこないで、むしろ抗原とうまく結合できなくなってしまうことのほうが多いのです。そして、抗原とうまく結合できないB細胞受容体を作ったB細胞はその場でアポトーシスを起こします。それは、あの恐怖の胸腺学校での話以上に過酷な話です。

濾胞樹状細胞──手厳しい品質管理者

　B細胞受容体の品質を改善する工場といえる胚中心には、タコのような形をした「濾胞樹状細胞」と呼ばれる手厳しい品質管理者がいます。濾胞樹状細胞は、リンパ節に流れ着いた抗原をその長い足にのせて、「B細胞よ、お前さんが作ったB細胞受容体をこの抗原にくっつけてごらん」とB細胞受容体の品質テストをします。

　ここで、抗原にうまく結合できなくなったB細胞受容体を作ったB細胞は、濾胞樹状細胞から生き残りのチャンス（生のシグナル）をもらえずに、その場でアポトーシスを起こしてしまいます。

　一方、偶然にも抗原により強く結合できるB細胞受容体を作ったB細胞は、濾胞樹状細胞から「生のシグナル」を与えられます。そして彼は、さらにそばにいるエフェクターヘルパーT細胞（濾胞性ヘルパーT細胞、p.157）にさらに助けられて、品質が向上した抗体を発射するようになります。

　これが抗体の「親和性の成熟（affinity maturation）」と呼ばれる現象です。その背後には品質改善に失敗して細胞死を起こしたB細胞たちがどれだけいることでしょうか。失敗に失敗を重ねながら、得られた成功を最大限に生かす。これも生命の技法の1つといえます。

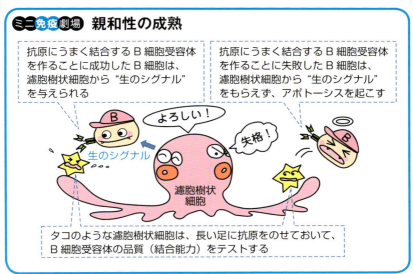

scene 14.3 とてつもない無駄 ——"開花"と"刈り込み"

　生命現象について勉強を進めると、その巧妙なしくみに感心することが多いのものですが、時々「生きものはなぜこのような無駄なことをしているのだろう？」と思うこともあります。

　あの胸腺学校での話を思い出してみましょう。胸腺学校を卒業できるT細胞は、未熟なT細胞のうちのたったの3％で、残りの97％は細胞死を起こすのでした（p.96〜97）。

　つまり、はじめに役者である未熟T細胞たちをたくさん作っておきます（"開花"）。このとき、どのようなアンテナ分子（T細胞受容体）をもった未熟T細胞が生まれるかどうかはまったく予想もできません。なぜならば、遺伝子断片と遺伝子断片とをつないでどのようなT細胞受容体を作るかは、まったく偶然によって決まるからです（p.72〜73）。やがて、自己抗原をのせたMHC分子に強く反応するT細胞や、全く反応しないT細胞は細胞死を起こします（"刈り込み"）。

脳が作られるときにも似た現象が起こっている

　実は、私たちの「脳」が作られるときにも、似たようなドラマが繰り広げられています。すなわち、まず役者である「脳神経細胞（ニューロン、以下簡単に脳細胞と略します）」をたくさん作っておきます（"開花"）。このときに、脳細胞たちはニョキニョキと突起を伸ばしてお互いに相互関係を結ぼうとしますが、どの細胞とどの細胞とが相互関係を結べるかはまったく偶然によります。そして、うまく相互関係を結べなかった脳細胞は除去されてしまいます（"刈り込み"）。

　身体的な「自己」を決めるT細胞と、精神的な「自己」を決める脳細胞とが同じ"開花"と"刈り込み"にたとえられる共通の技法で育っていくのはとても興味深いことです。それにしても生きものはなぜこのような無駄なことをしているのでしょうか。

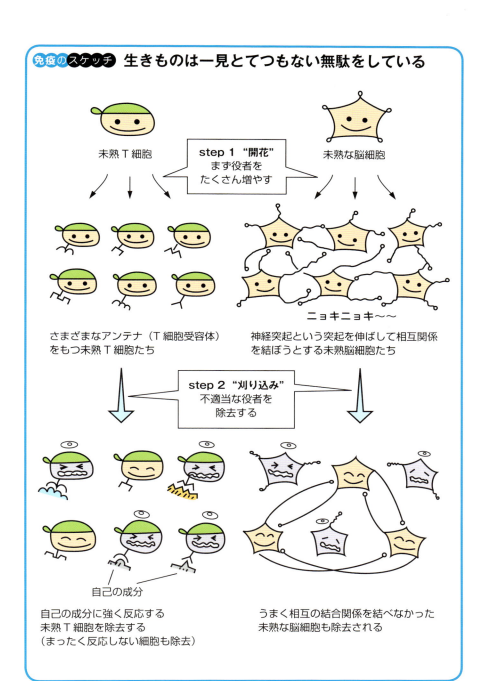

第 14 幕　フィナーレ　生命の技法

scene 14.4　性格や人格は遺伝子で決まるのか？

　20世紀末から21世紀初頭にかけて、ヒトの「ゲノム」のヌクレオチド配列（p.74）の解読が終了したことで、「遺伝子」や「ゲノム」という言葉が日常用語として浸透するようになりました。そして、このころから「性格や人格は遺伝子で決まるのか」ということがしきりに議論されるようになりました。

　しかしながら、遺伝子はあくまでタンパク質の設計図であるにすぎません（p.76）。すなわち、遺伝子から読み取られるタンパク質が脳細胞の形や配置の仕方を決めることはあっても、脳ができるときに1つ1つの脳細胞がお互いにどのように結合するかということまでは、遺伝子では決まりません。どの脳細胞がどの脳細胞と結合して生き残るのか、あるいはどの脳細胞が結合に失敗して細胞死を起こすのか、ということはまったくの偶然によって決まります。こうして遺伝子だけではけっして決まらない"偶然"というものを大切にしながら脳が作られる、だからこそ遺伝子のセットがまったく同じはずの一卵性双生児でも異なる人格をもつことになります。

　いま、一卵性双生児の遺伝子のセットが同じ"はず"といいましたが、T細胞やB細胞に関していえば、たとえ一卵性双生児であっても遺伝子のセットは異なります。B細胞やT細胞は遺伝子を切り貼りしながら新たな遺伝子を作り出していくわけですが、その切り貼りの仕方がまったく偶然によるものだからです。

　偶然を大切にするからこそ、1つ1つの生きものはかけがえのないもの、という表現は少し大げさかもしれませんが、"偶然"をおおいに利用した「開花と刈り込み」というとてつもない無駄は、脳や免疫が遺伝子の影響を超えて、かけがえのない個性を作るために必要なこととみることもできます。

scene 14.5 脳と胸腺との驚くべき類似

　せっかくたくさん作った脳細胞やT細胞をごっそりと刈り込んでしまうというシーンをみてきましたが、脳と免疫との類似点はそれだけではありません。脳細胞の舞台である脳とT細胞が育つ舞台である胸腺とは、一見似ても似つかない臓器ですが、よくみると驚くほど似ています。

　そもそも脳という舞台で働く主役は脳細胞ですが、脳細胞は「星細胞」という文字どおり星の形をした細胞に支えられています。一方、胸腺という舞台で育っていく主役はT細胞ですが、T細胞は胸腺上皮細胞というあの恐ろしい先生たちに囲まれます。

　そして、脳細胞を包む星細胞も、T細胞を教育する胸腺上皮細胞も、「神経堤細胞（neural crest）」と呼ばれる同じ系統の細胞から生まれます。つまり星細胞と胸腺上皮細胞とは兄弟のようなものです。しかもさすがは兄弟、彼らは形も働きもよく似ていて、血管をしっかりと包んで、余計な物質が血管から染み出ないようにしたり、舞台の役者である脳細胞やT細胞を包んで、滋養の因子や細胞死の因子を与えます（Immunology Today 2000；21：133.）。これも先ほどの吉田秀和さんの言葉を借りれば「同じものの思いもよらないような、ファンタスティックな変貌ぶり」といえるでしょう。

　このように、生きものは脳と胸腺という一見似ても似つかない臓器を作るのに、ちゃっかりと同じような技法を使っています。あるときは壮大な無駄をしたり、あるときはちゃっかりとしていたり——それが生命の技法です。

　単純なものから複雑なものを作り出す。試行錯誤をくり返す。偶然のチャンスを最大限に生かす。とてつもない無駄をしているかと思うとちゃっかりしたところもある。偶然や無駄を大事にするからこそ個性ができあがる。——そのような生命の技法の数々をみると、とても勇気づけられるような気がします。

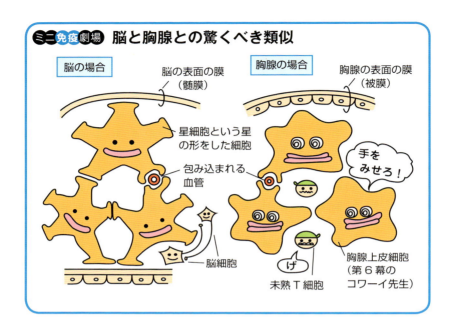

　これまでにお話ししてきたことを一言でまとめた言葉をしめくくりとして紹介したいと思います。小林秀雄さんの言葉からです。

　　命の力には、外的偶然をやがて
　　内的必然と観ずる能力が備はってゐるものだ。

小林秀雄「モオツァルト」

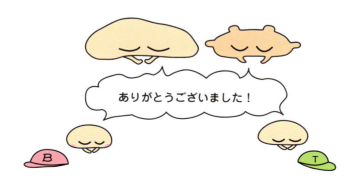

後奏曲
免疫学はどこに向かうのか

　全14幕の免疫劇場はいかがでしたでしょうか。これまでのドラマを走馬灯のようにもう一度振り返ってみましょう。

20世紀の免疫学

　免疫学の起こりについては序曲でお話ししたとおりですが、20世紀の免疫学といえば、1890年のベーリングと北里柴三郎による抗毒素の発見に始まり（p.43）、マックス・クーパーによるリンパ球の機能の解明（p.241）、そして利根川進による抗原受容体遺伝子再編成の発見（p.73）に象徴される、適応免疫応答の解明が研究の中心でした。第2部で観劇してきたB細胞とT細胞の物語です。

　そして、20世紀も終わりに近い1989年になると、チャールズ・ジェーンウェイが「パターン認識受容体」の概念を提唱するのと同時に、100年間眠っていた自然免疫応答の研究が開花しました。ジェーンウェイはこのとき、適応免疫応答を免疫応答の主とする風潮に異を唱えました。その後の免疫学は、自然免疫応答と適応免疫応答とが見事に統合される様子を明らかにしてきました。その様子は第1部で観劇してきたとおりです。

これからの免疫学

　さて、これからの免疫学はどのような方向に向かうのでしょうか。1つは、これまでに得られた知見を土台として、さらに細分化していく方向です。第3部でも強調した、より洗練された方向ともいえます（p.209）。

　その一方で、これからの免疫学は生命科学の他の領域と統合される方向にも向かっています。たとえば脳神経と免疫との関係ですが、フィナーレでもお話ししたように、T細胞の生い立ちと脳神経細胞の生い立ちには共通点が多くありました（p.253）。それだけではなく、現に活動している脳神経と免疫担当細胞との交流についても、勢力的な研究が進められています（p.68）。古くから知られてきた「病は気から」「ストレスはからだに悪い」

ということが、科学的に解明されようとしています。

粘膜免疫という一大王国

　腸管と免疫との関係も、いま切り開かれようとしている大きな分野です。私たちが日々食物という「非自己」を安心して食べることができるのはなぜでしょうか。私たちの腸の中には、からだの細胞とほぼ同じ個数の常在細菌が共生していますが（p.17）、私たちの免疫担当細胞は、常在細菌と悪い病原細菌とをいったいどのように区別するのでしょうか。これらの謎に答えようとするのが「粘膜免疫学」です。

　常在細菌といえば、ある種の常在細菌は腸管粘膜において 17 型ヘルパー T 細胞を誘導したり、別の種類の常在細菌は、制御性 T 細胞を発達させることもマウスでわかってきました（p.159）。腸と免疫との間は切っても切れない関係にあります。

原始の腸─免疫担当細胞のふるさと

　ここで話題を少し変え、イモリやカエルの発生で学ぶ「原腸形成」について軽くおさらいしましょう。イモリに限らず、すべての脊椎動物は、発生の初期に心臓や神経からではなく、原始的な腸（原腸、卵黄嚢）からつくり始めます。それだけ「栄養をとる」ということが最優先事項なのでしょうか。脊椎動物の中でも、魚類・両生類・鳥類・爬虫類は、親から授かった栄養（卵黄）を原始的な腸から吸収しながら発生を進めます。やがて原始の腸（卵黄嚢）に接して、造血幹細胞が生まれます。哺乳類にも発生の途中で卵黄嚢ができますが、そこに卵黄が入っているはずもありません。しかしながら卵黄嚢に接して造血幹細胞が生まれる様式は、全脊椎動物で共通です。そして、この本の主役の 1 人マクロファージ（組織常在型マクロファージ）は、実は卵黄嚢に接して生まれた造血幹細胞に由来し、各組織に分布した細胞だったのです。腸と免疫とが切っても切れない関係にある秘密は、このようなところにも隠されています。

　免疫学はいま、発生学を含めた多くの生命科学の領域と手を取り合って、生命現象や疾患の謎を解き明かそうとしています。それは、科学の統合・協調への道でもあります。

謝辞

　2001年12月に多田富雄先生の御監修のもとに出版させていただいた「好きになる免疫学」は、2018年の9月までに31回の刷増しの機会に恵まれ、8万人の方々に読んでいただきました。この本を読んで免疫学を志したという中学生・高校生の方々のお話も伺うことができ、著者としましてはこの上のない励みとなっていました。このたび、あらたに山本一彦先生の御監修のもと、全面的に改訂させていただいた第2版をお届けします。

　このたびの改訂を御快諾いただきました多田式江先生、御監修いただきました山本一彦先生、高校時代から医学の歴史を教えてくださり、今回もあらためて医学の歴史について御教示くださいました名古屋外国語大学英米語学科英米語専攻教授福田眞人先生、福田先生の御紹介で北里柴三郎の文献を御教示くださいました茨城大学名誉教授真柳誠先生、学生時代からマンガで免疫学を描くことを支えてくださった山口葉子様、鎌田綾子様、佐々木睦子様、1年間にわたり懇切丁寧な編集作業をしてくださった國友奈緒美様、そしてこの本を支えてくださったすべての方々に感謝申し上げます。

　　　2019年2月吉日　　　　　　　　　　　　　　　　　　　　　　　　萩原清文

引用参考文献

≪英文の教科書≫

Abul K. Abbas, Andrew H. H. Lichtman, Shiv Pillai, Cellular and Molecular Immunology, 10th ed. ELSEVIER, 2021

Kenneth M. Murphy, Casey Weaver, Leslie J Berg, Janeway's Immunobiology, 10th ed. W.W. Norton and Company, 2022

Vinay Kumar, Abul Abbas, Jon Aster, Robbins Basic Pathology, 10th ed. ELSEVIER, 2017

Martin F. Flajnik, Nevil J. Singh, Steven M. Holland, Paul's Fundamental Immunology, 8th ed. Wolters Kluwer Health, 2022

≪和訳の教科書≫

アバス-リックマン-ピレ著　分子細胞免疫学 原著第10版、エルゼビア・ジャパン、2022年

中村桂子・松原謙一監訳　細胞の分子生物学 第6版、ニュートンプレス、2017年

ピーター・パーラム著　エッセンシャル免疫学 第4版、メディカル・サイエンス・インターナショナル、2022年

≪免疫学の読み物、医学史の文献、その他≫

岡田節人編　脊椎動物の発生〈上〉、培風館、1989年

多田富雄　免疫の意味論、青土社、1993年

多田富雄　生命の意味論、新潮社、1997年

多田富雄　免疫・「自己」と「非自己」の科学（NHK人間大学）、1998年、NHKブックス、2001年

萩原清文　作・画　多田富雄・谷口維紹監修　マンガ免疫学、哲学書房、1996年

フィリップ・クリルスキー著　矢倉英隆訳　免疫の科学論、みすず書房、2018年

福田眞人『明治翻訳語のおもしろさ』言語文化研究叢書 7、名古屋大学大学院国際言語文化研究科、133-145頁、2008年

福田眞人　病理の歴史と分化の制御、The Thinking, vol.17, No.1, Yamatake Honeywell, 1986

索引

≪あ行≫

アナジー（anergy） 36, 106
アナフィラキシーショック（anaphylactic shock） 160
アポトーシス（apoptosis）
　　語源 100　定義 96
　　——と生命現象 101
　　——に対する抵抗性（resistance to apoptosis） 217
　　——の異常 196, 206
アレルギー（allergy）　語源 147　定義 148
アレルゲン（allergen） 148
移植臓器の拒絶（rejection of transplanted organ） 56
異所性リンパ組織（ectopic lymphoid tissue） 202
Ⅰ型インターフェロン（type I interferon） 50, 64
一次リンパ器官（primary lymphoid organ）
→中枢リンパ器官
遺伝子（gene）　定義 74
　　——の再編成（gene rearrangement） 73
　　——の発現（gene expression） 77
インターロイキン（interleukin；IL） 38
　　——-1β（IL-1β） 178
　　——-1と-6とTNF-αの記憶術 20
　　——-4と-5と-13の記憶術 156
　　——-10 112
　　——-17と-23 158
インフラマソーム（inflammasome） 178
インフルエンザ（influenza） 16, 91
エイズ→後天性免疫不全症候群
エキソサイトーシス（exocytosis） 126
壊死（necrosis） 100
エフェクターリンパ球（effector lymphocyte） 27
炎症（inflammation） 20
炎症性サイトカイン（proinflammatory cytokine） 20
エンドサイトーシス（endocytosis） 126
エンドソーム（endosome） 46, 136
オプソニン化（opsonization） 85

≪か行≫

化学走化性（chemotaxis） 22
化学伝達物質（chemical mediator） 150

獲得免疫応答（acquired immune response）
→適応免疫応答
過敏反応（hypersensitivity reaction） 148, 149
　　Ⅰ型過敏反応 150〜156
　　Ⅱ型過敏反応 161
　　Ⅲ型過敏反応 162
　　Ⅳ型過敏反応 163〜165
滑膜（synovium） 194
　　——線維芽細胞（synovial fibroblast） 193, 208
がん（cancer） 216
　　——遺伝子（oncogene） 218
　　——抑制遺伝子（tumor suppressor gene） 218
　　原——遺伝子（proto-oncogene） 218
関節リウマチ（rheumatoid arthritis） 193
気管支喘息（bronchial asthma） 154
共刺激（costimulation） 36, 106
　　——を遮断する治療法 198
共生細菌（commensal bacteria）→常在細菌
胸腺（thymus） 94
　　——上皮細胞 95
クロスプレゼンテーション（cross presentation） 61, 66, 222
結核（tuberculosis） 163, 204
ゲノム（genome） 74
　　——不安定性（genomic instability） 218
ケモカイン（chemokine） 22, 131, 203
　　ヒト免疫不全ウイルスのコレセプターとしての——受容体 232
抗原（antigen、ドイツ語でAntikörper）
　　概念 25, 40　歴史 43
　　——受容体（antigen receptor） 25, 40
　　——提示（antigen presentation） 26, 37
膠原病（collagen disease） 192
抗体（antibody） 25, 30　歴史 43
　　——の遺伝子 72
　　——の機能 84〜87
　　——の構造 70, 125
後天性免疫不全症候群（acquired immunodeficiency syndrome；AIDS） 231
骨髄（bone marrow） 94

≪さ行≫

サイトカイン（cytokine） 20, 38
　　炎症性——（proinflammatory cytokine） 20
細胞質（cytosol） 46

細胞傷害性T細胞(cytotoxic T cell；Tc, cytotoxic T lymphocyte；CTL) 56
 ウイルス感染細胞を排除する—— 63
 がん細胞を傷害する—— 222
 非自己の細胞を排除する—— 56
細胞性免疫(cellular immunity) 240
サプレッサーT細胞(suppressor T cell) 121
三次リンパ組織(tertiary lymphoid tissue)
 →異所性リンパ組織
自己炎症性疾患(auto-inflammatory disease)
 概念 182
  狭義の—— 182
  広義の—— 183
  自己免疫疾患との対比 183
自己寛容(self-tolerance) 114
自己抗原(autoantigen) 105
自己抗体(autoantibody) 105
自己喪失性の認識(recognition of missing self) 118
自己免疫(autoimmunity, autoimmune response) 104, 192
自然免疫応答(innate immune response, natural immune response) 10, 50
自己免疫性溶血性貧血(autoimmune hemolytic anemia) 161, 192
樹状細胞(dendritic cell) 18
 クロスプレゼンテーションをする—— 60, 222
受動伝達免疫(passive transfer of immunity) 132
受動免疫法(passive immunization) 91
腫瘍壊死因子-α(tumor necrosis factor-α；TNF-α) 20
腫瘍抗原(tumor antigen) 219
傷害関連分子パターン(damage-associated molecular pattern) 176
常在細菌(indigenous bacteria) 17, 159
自律神経(autonomic nerve) 68
新生児Fc受容体(neonatal Fc receptor；FcRn) 132
親和性の成熟(affinity maturation) 248
制御性T細胞(regulatory T cell；Treg) 112
正の選択(positive selection) 98
セグメント細菌(segmented filamentous bacteria) 159
全身性炎症反応症候群(systemic inflammatory response syndrome) 175
造血幹細胞(hematopoietic stem cell) 94, 246

≪た行≫
体液性免疫(humoral immunity) 240
体細胞超変異(somatic hypermutation) 248
遅延型過敏反応(delayed-type hypersensitivity reaction) 166
遅発相反応(late-phase reaction) 156, 166
中枢性自己寛容(central self-tolerance) 114
中枢リンパ器官(central lymphoid organ) 114, 201
中和(neutralization) 84
痛風(gout) 177, 184
ツベルクリン反応(tuberculin reaction) 166
低比重リポタンパク(low density lipoprotein；LDL) 134
適応免疫応答(adaptive immune response) 11
動脈硬化(arteriosclerosis) 184
特異的(specific) 12
"特殊な"樹状細胞→クロスプレゼンテーションをする樹状細胞
トランスサイトーシス(transcytosis) 127
トル様受容体(Toll-like receptor；TLR) 46
 Tollの由来 53
貪食(phagocytosis) 24

≪な行≫
ナイーブリンパ球(naïve lymphocyte) 26
ナチュラルキラー細胞(natural killer cell) 118
肉芽腫(granuloma) 164, 204
二次リンパ器官(secondary lymphoid organ)
 →末梢リンパ器官
能動免疫法(active immunization) 91
ノッド様受容体(NOD-like receptor；NLR) 46

≪は行≫
敗血症(sepsis) 172〜175
胚中心(germinal center) 248
破骨細胞(osteoclast) 193, 208, 211
パターン認識受容体(pattern recognition receptor) 41
 ——の記憶術 50, 52
 ——の生物学的意義 50
非自己化した自己(altered self) 58
ヒスタミン(histamine) 152
病原体関連分子パターン(pathogen-associated molecular pattern) 41
不死化(immortality) 217
負の選択(negative selection) 96

259

ヘルパーT細胞(helper T cell)　35
　　1型――(type 1 helper T cell；Th1 cell)　157, 200
　　2型――(type 2 helper T cell；Th2 cell)　156
　　17型――(type 17 helper T cell；Th17 cell)　157, 200
　　末梢性――(peripheral helper T cell)　201
　　濾胞性――(follicular helper T cell；T$_{FH}$)　157
補体(complement)　44, 86

≪ま行≫

膜侵襲複合体(membrane attack complex)　87, 161
マクロファージ(macrophage)　18, 34
マスト細胞(mast cell、ドイツ語で Mastzelle)　150　語源　153
末梢性自己寛容(peripheral self-tolerance)　115
末梢リンパ器官(peripheral lymphoid organ)　114
ミッシングセルフの認識(recognition of missing self)→自己喪失性の認識
無反応→アナジー
免疫(immunity)　語源　1　訳出　189
免疫学的寛容(immunological tolerance)　103, 113
免疫学的記憶(immunological memory)　88
免疫監視(immune surveillance)　221
免疫グロブリン(immunoglobulin；Ig)　124
免疫チェックポイント(immune checkpoint)　110
　　――阻害療法(checkpoint blockade)　226
　　免疫監視との対比　228
免疫複合体(immune complex)　162
免疫不全(immunodeficiency)　238
　　狭義の――　239
　　広義の――　239

≪ら行・わ行≫

リウマチ性疾患(rheumatic disease)　192
リグアイ様受容体(RIG-I-like receptor；RLR)　47, 50
リソソーム(lysosome)　136
リンパ器官(lymphoid organ)　202
リンパ球(lymphocyte)　25
リンパ節(lymph node)　24
リンパ組織(lymphoid tissue)　202
リンパ濾胞(lymphoid follicle)　157, 248
ロイコトリエン(leukotriene)　154
濾胞樹状細胞(follicular dendritic cell)　249
ワクチン接種(vaccination)　3, 91

≪欧文≫

B細胞(B cell)　25, 35
　　――の由来　240
B細胞受容体(B cell receptor；BCR)　30
BCG(Bacille Calmette-Guerin)　166
CD(cluster of differentiation)　98
CD4　98, CD8　98
CD28　106, 198
CD40 リガント　30, 82
CD80/86　106, 198
CTLA-4　108, 198
CTLA-4-Ig　198
DNA(deoxyribonucleic acid)　74
Fab(fragment antigen binding)　124
Fc(fragment crystallizable)　124
FcR(Fc receptor、Fc 受容体)　124
FcRn(neonatal Fc receptor、新生児 Fc 受容体)　132
HIV(human immunodeficiency virus)　232
Ig(immunoglobulin、免疫グロブリン)　124
　　IgA　124
　　IgE　150
　　IgG　124
MHC(major histocompatibility complex、主要組織適合遺伝子複合体)　59
　　クラスI MHC分子　56, 59
　　クラスII MHC分子　26
NF-κB(nuclear factor kappa B)　178
NLRP3 インフラマソーム　178
PD-1(programmed cell death 1)　110, 224
PD-L1(programmed cell death ligand 1)　110, 224
T細胞(T cell)　25
　　――の由来　240
T細胞受容体(T cell receptor；TCR)　26
TGF-β(transforming growth factor(トランスホーミング成長因子)-beta)　112, 159, 224
TNF-α(tumor necrosis factor(腫瘍壊死因子)-alpha)　20

監修者紹介

やまもと　かずひこ
山本　一彦
　　1977 年　東京大学医学部卒業
　　現　　在　理化学研究所生命医科学研究センター　センター長
　　　　　　東京大学名誉教授
　　　　　　医学博士

著者紹介

はぎわら　きよふみ
萩原　清文
　　1995 年　東京大学医学部卒業
　　2001 年　東京大学大学院医学系研究科内科学専攻修了
　　現　　在　JR 東京総合病院　リウマチ・膠原病科主任医長
　　　　　　医学博士

　　　　　NDC491　　270p　　21cm

好きになるシリーズ

好きになる免疫学　第 2 版

　　　　　2019 年 3 月 25 日　第 1 刷発行
　　　　　2024 年 8 月 19 日　第 8 刷発行

著　者　　萩原　清文
発行者　　森田浩章
発行所　　株式会社　講談社
　　　　　〒112-8001　東京都文京区音羽 2-12-21
　　　　　　　販　売　(03) 5395-4415
　　　　　　　業　務　(03) 5395-3615

編　集　　株式会社　講談社サイエンティフィク
　　　　　代表　堀越俊一
　　　　　〒162-0825　東京都新宿区神楽坂 2-14　ノービィビル
　　　　　　　編　集　(03) 3235-3701

印刷所　　株式会社双文社印刷
製本所　　大口製本印刷株式会社

　　　　　落丁本・乱丁本は，購入書店名を明記のうえ，講談社業務宛にお送り下さい．送料小社負担にてお取替えします．なお，この本の内容についてのお問い合わせは講談社サイエンティフィク宛にお願いいたします．
　　　　　定価はカバーに表示してあります．

　　　　　© Kiyofumi Hagiwara, 2019

　　　　　本書のコピー，スキャン，デジタル化等の無断複製は著作権法上での例外を除き禁じられています．本書を代行業者等の第三者に依頼してスキャンやデジタル化することはたとえ個人や家庭内の利用でも著作権法違反です．

　　　　　JCOPY 〈(社) 出版者著作権管理機構　委託出版物〉

　　　　　複写される場合は，その都度事前に (社) 出版者著作権管理機構（電話 03-5244-5088，FAX 03-5244-5089，e-mail : info@jcopy.or.jp）の許諾を得て下さい．

　　　　　Printed in Japan

ISBN978-4-06-513903-5

好きになるシリーズ
わかるから、面白いから、旬の話題で好きになる！

好きになる 免疫学 第2版
「私」が「私」であるしくみ
山本 一彦・監修　萩原 清文・著
A5・270頁・定価2,420円　カラー

好きになる 免疫学 ワークブック
萩原 清文・著　B5・144頁・定価1,980円　カラー

好きになる 分子生物学
分子からみた生命のスケッチ
多田 富雄・監修　萩原 清文・著
A5・206頁・定価2,200円

好きになる 解剖学
自分の体をさわって確かめよう
竹内 修二・著　A5・238頁・定価2,420円

好きになる 解剖学 Part2
関節を動かし骨や筋を確かめよう
竹内 修二・著　A5・214頁・定価2,200円

好きになる 解剖学 Part3
自分の体のランドマークを確認してみよう
竹内 修二・著　A5・215頁・定価2,420円　カラー

好きになる 生化学
生体内で進み続ける化学反応
田中 越郎・著　A5・175頁・定価1,980円

好きになる 生理学 第2版
からだについての身近な疑問
田中 越郎・著　A5・206頁・定価2,200円　カラー

好きになる 病理学 第2版
咲希と壮健の病理学教室訪問記
早川 欽哉・著　A5・254頁・定価2,420円　カラー

好きになる 微生物学
感染症の原因と予防法
渡辺 渡・著　A5・175頁・定価2,200円　カラー

好きになる 栄養学 第3版
食生活の大切さを見直そう
麻見 直美／塚原 典子・著
A5・255頁・定価2,420円　カラー

好きになる 精神医学 第2版
こころの病気と治療の新しい理解
越野 好文／志野 靖史・著絵
A5・191頁・定価1,980円

好きになる 睡眠医学 第2版
眠りのしくみと睡眠障害
内田 直・著　A5・174頁・定価2,200円

好きになる 救急医学 第3版
病院前から始まる救急医療
小林 國男・著　A5・256頁・定価2,200円

好きになる 麻酔科学 第2版
苦痛を除き手術を助ける医療技術
諏訪 邦夫・監修　横山 武志・著
A5・185頁・定価2,530円　カラー

好きになる 薬理学・薬物治療学
薬のしくみと患者に応じた治療薬の選定
大井 一弥・著　A5・208頁・定価2,420円　カラー

好きになる 漢方医学
患者中心の全人的医療を目指して
喜多 敏明・著　A5・190頁・定価2,420円

好きになる 生物学 第2版
12ヵ月の楽しいエピソード
吉田 邦久・著　A5・255頁・定価2,200円

好きになるヒトの生物学
私たちの身近な問題 身近な疑問
吉田 邦久・著　A5・268頁・定価2,200円　カラー

好きになるミニノートシリーズ
B6・2色刷・赤字シート付

好きになる 生理学 ミニノート
田中 越郎・著

好きになる 解剖学 ミニノート
竹内 修二・著

好きになる 病理学 ミニノート
早川 欽哉／関 邦彦・著

※表示価格は税込み価格（税10%）です。

「2024年7月現在」

講談社サイエンティフィク　https://www.kspub.co.jp/